認知症グレーゾーン

「人の名前が出てこない」だけではなかった

朝田　隆

青春新書
INTELLIGENCE

はじめに――認知症グレーゾーンなら、まだ引き返せる！

日本の認知症の患者数は二〇二五年には七〇〇万人を突破し、認知症の前段階のＭＣＩ（軽度認知障害＝認知症グレーゾーン）を含めると、六五歳以上の三人に一人が認知症またはその予備軍の時代が到来すると推計されています。

これは六五歳以上の人にとってショッキングな数字であるだけでなく、五〇代以下の人にとっても他人事《ひとごと》ではありません。なぜなら、認知症で最も多数を占めるアルツハイマー型認知症は、およそ二〇年という歳月をかけて進行するからです。つまり、六五歳で発症した人は、四〇代からすでに認知症へのカウントダウンが始まっていたことになります。

このような状況においては、誰もが「自分も認知症になるかもしれない」「自分の家族が認知症になるかもしれない」という意識を持ち、認知症に対する正しい知識を早い時期から身につけておくことが重要になります。

認知症の一番の原因は加齢ですが、直接的な引き金となるのは「孤独」です。そのため、いかに高齢者の〝孤立〟を防ぐかということを主要な課題として、これまで国の旗振りのもと、各自治体が高齢者の社会交流の推進に尽力し、一定の効果を得てきました。ところが、ここにきて思いがけないことが起こりました。二〇二〇年に突如巻き起こった新型コロナウイルス感染症の拡大です。

新型コロナウイルス感染症の拡大により、人と人が直接接触する機会が大幅に減り、ITを活用した「新しい生活」が推奨されています。会社ではリモートワークやオンライン・ミーティングが普及し、一般の人たちの間でもオンライン飲み会などが当たり前のように行われるようになってきました。若い世代の人たちには、新しい生活への移行はそれほど負担はないでしょう。一方で、高齢者にとって社会交流が大幅に制限される状況は、心身に大変なストレスとなります。認知機能に及ぼす影響も計り知れません。

実際に、広島大学が全国の九四五の入所系医療・介護施設、および七五一人の介護支援専門員を対象に行った調査では、新型コロナ感染症の拡大下（二〇二〇年二月～六月頃）において、いずれも約四割が介護サービスの制限などにより「認知症者に影響が生じた」と回答。とくに在宅の認知症の患者さんについては「認知機能の低下、身体活動量の低下等の影響が見られた」という回答が半数以上にのぼったと報告されています。

現段階では、いったん認知症になると回復することは困難です。それでも、前述したように認知症はある日突然発症するわけではなく、二〇年も前から脳の変性が始まっています。認知症の前段階であるグレーゾーンの段階になると、周囲の人が異変を感じる場面が増えてくるのです。

たとえば、人や物の名前がなかなか思い出せない、過去の出来事の時系列があやふやになる、急にあらゆることに対する意欲が失われる、といった変化が見られる。そうした段階で、家族や周囲の人が気づき、適切な対応がなされれば、四人に一人は元の状態に回復します。認知症にならずに済むのです。

そこで本書では、認知症につながるグレーゾーンの段階で、いかにして認知症への進展を食い止めるかについて、多方面から掘り下げて紹介していきます。

認知症グレーゾーンに対する予防策は、全身の健康管理につながるほか、社会交流を広げるきっかけになり、より豊かな人生を送るうえでも役立ちます。人生一〇〇年の時代に、よりよく年齢を重ねていくうえで本書がその一助となれば何より嬉しく思います。

認知症グレーゾーン　目次

第1章

認知症グレーゾーンを引き起こす記憶力低下のメカニズム

――単なるもの忘れ、グレーゾーン、認知症の決定的な違い

第2章　グレーゾーンでの対応しだいで、その後の人生が大きく変わる
――多くの臨床経験から見えてきた、回復できた人の共通点

第3章

最新医学研究でわかった、脳の老化予防に効果的なこと

――本当に効果が認められていること、たいして効果がないこと

第4章

人生一〇〇年時代、いつまでも若々しい脳を保つ習慣
――いい年の取り方ができている人は「何をして」「何をしない」のか

終章

認知症を過度に恐れるより、今どうするか

――グレーゾーンになってもならなくても、豊かな人生を送るコツ

編集協力◇小林みゆき／本文イラスト◇中川原透／DTP◇エヌケイクルー

序章

その「もの忘れ」、認知症グレーゾーンかもしれません!?

――認知症グレーゾーンとは何か

人の名前が出てこない、会話中「あれ」が多くなった……

最近、どうも人の名前や物の名前がすっと出てこないなぁ。そう感じている五〇代、六〇代の方は多いのではないでしょうか。

もしかしたら、ご夫婦で会話をしているとき、次のような場面が増えているかもしれません。

本人「そういえば、前に新宿で会ったあの人、海外に転勤になったらしいよ」
奥さん「誰のことです？」
本人「ほら、新宿のデパートで会った、あの人だよ、お前もよく知っているあの人！」
奥さん「あの人って言われてもわかりませんよ」

本人としては、それが誰かわかっていて、頭の中ではちゃんと顔も浮かんでいます。その人には子どもが二人いて、ネコを飼っていることもわかっている。でも、どうしても名前だけが出てこない。

このような、いわゆる「ど忘れ」は五〇代、六〇代にもなれば、誰でも起こってくるものです。頭の中に記憶は残っているものの、どうしても名前をうまく引き出せない、もどかしい、といった感じでしょうか。

同じように、物の名前も出てこなくなりがちです。それでついつい、人の名前も、物の名前も全部、「あれ」とか「これ」で済ませてしまうようになるのです。

その症状、認知症グレーゾーンかもしれない

人や物の名前だけではありません。時系列、つまり出来事の順番を間違えたり、混乱したりする場面も増えてきてはいないでしょうか。

たとえば、自分の子どもが結婚した順番や、孫の生まれた順番を間違えるケースがよくあります。子どもは必ずしも年の順に結婚するわけではないですし、結婚した順に孫が生まれるわけでもありません。孫の年齢が近かったりすると、どこの孫が最初に生まれて、二番目、三番目は誰で、といった時系列が混乱しがちです。

それでも、子どもの結婚や孫の誕生というのは、人生において一大イベントです。覚えていて当然なのに、最近どうもあやしくなってきた。

「なんか、ど忘れが増えてきたなぁ。まさか、これって認知症じゃないよな」

そんな不安を感じている人も少なくないのではないでしょうか。

ですが、このレベルのもの忘れであれば、まだ認知症ではありません。認知症になると、子どもが結婚したことや孫が生まれたこと、そのエピソード自体を丸ごと忘れてしまうからです。

「なんだ、じゃあ自分のど忘れは単なる年のせいか」

そんなふうに安心するのもちょっと待ってください。もしかしたら、そのど忘れは認知症の前段階であるＭＣＩ（軽度認知障害）の初期症状かもしれないからです。

ＭＣＩというのは認知症につながるプロセスの期間で、言うなればグレーゾーンの段階です。その初期症状が出てきたということは、認知症に向かってカウントダウンが始まったと言っていいでしょう。

ＭＣＩが始まってから本格的な認知症に移行するまで、平均七年と言われています。と

図1　認知症は治らない。グレーゾーンなら回復できる！

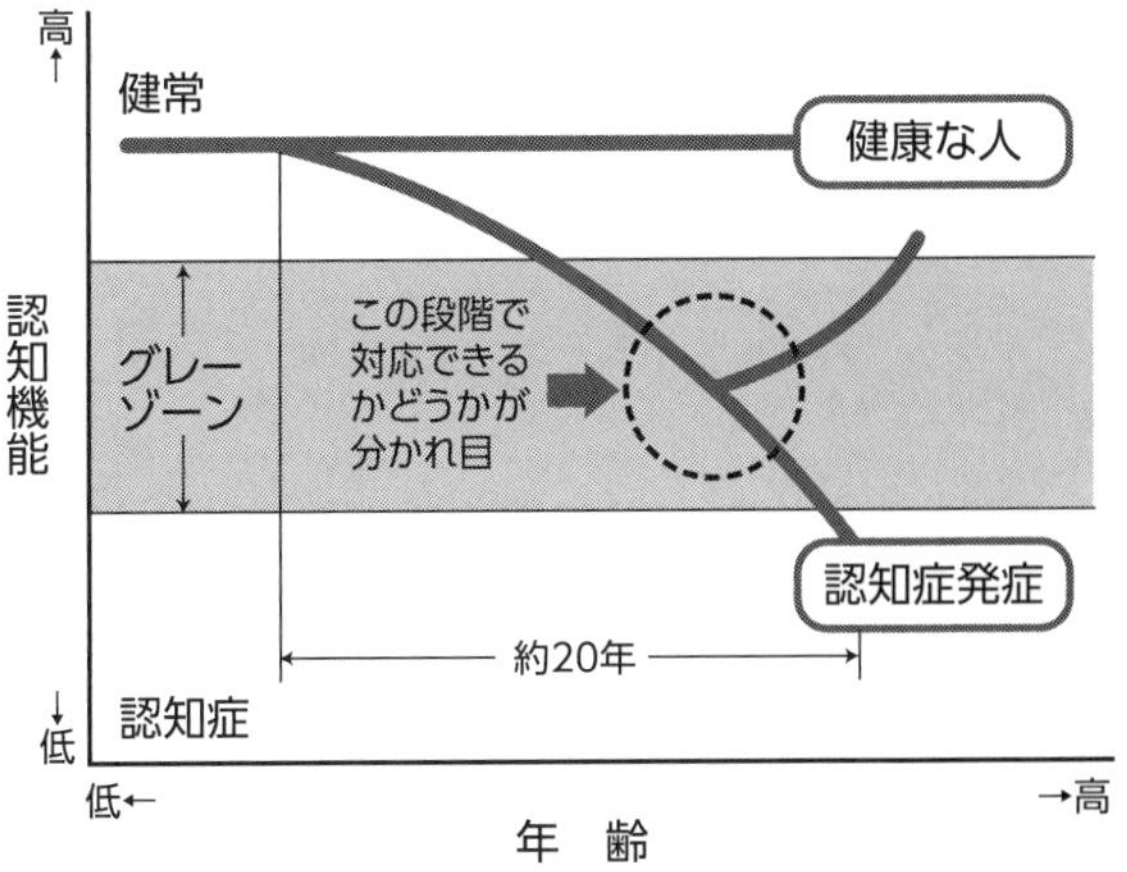

はいえ、進行の度合いには個人差があり、一年後に一二％、四年後には約五〇％が認知症を発症するとも言われています。その一方で、「はじめに」でも述べたように、この段階で気づき、適切な対応がなされれば、健常な状態に戻ることもできるのです。

　本書では、一般の方にもわかりやすいように、ＭＣＩのことを健常と認知症の間の状態という意味で「認知症グレーゾーン」と表現することにします。

「めんどうくさい」が増えてきたら危険な兆候

認知症グレーゾーンの人には、固有名詞が出てこない、時系列が混乱するといったこと以外に、もう一つ特徴的な変化が見られます。それは気力の減退です。

今まで当たり前のようにきちんとやっていたことが、なんでも「めんどうくさい」と感じるようになり、「次でいいか」と考えてサボったり、先送りしたりするようになる。もともとそういう性格の人は別として、五〇代、六〇代で急に「めんどうくさい」「今度でいいか」が増えてくることは、実はとても危険な兆候です。

認知症は記憶が失われてしまう病気ですが、その入り口は〝やる気〟が失われることから始まります。この時期がまさに認知症グレーゾーンの初期段階で、そのまま放っておけば、認知症に向かって一直線に進んでしまいます。

もちろん、四〇～五〇代になると、体力的にも精神的にも衰えてきます。一方で仕事は忙しく、子どもの進路や親の介護の問題なども出てくる時期ですから、めんどうくさい気持ちは起こりやすくなります。

しかし、通常は疲れやストレスの原因が一段落したり、休養を十分に取ったりすると、気力・体力は回復します。

一方、認知症グレーゾーンの特徴として見られる無気力は、もっと病的なものです。たとえば、長年続けていた趣味を、急にやらなくなった、というのは要注意です。あくまで、長年というところが肝心で、去年から始めたとか、定年後に人からすすめられて渋々始めたものをやめたのであれば、さほど心配はいりません。

一方、二〇年も続けて師範にもなっていた生け花をあっさりやめてしまったり、日曜日になると毎回早起きをして出かけていた釣りに、ぱったり行かなくなったり、長年大切に育ててきた庭のバラがすっかり枯れてしまっても、水をやろうともしない。そんな変化が見られたら、認知症グレーゾーンの疑いが濃厚です。

認知症の兆候というと、人の名前が出てこないといったもの忘ればかりが注目されますが、「めんどうくさい」に由来する行動上の変化は、記憶力の低下と同じくらい重要なキーワード。もの忘れは周囲が気づきやすいのに対し、「めんどうくさい」はわかりにくい。

わかっても認知症と結び付けて考える人はほとんどいません。ふつうに暮らしているあなたや、あなたの家族の中にも、認知症グレーゾーンが潜んでいる可能性が十分にあるということです。

大好きだった連続テレビドラマがつまらなくなる

認知症グレーゾーンの時期に見られる「めんどうくさい」は、日常生活のさまざまな場面で表れてきます。

たとえば、私が診ている患者さんの中には、「以前はＮＨＫの朝ドラや大河ドラマを欠かさず観ていたのに、最近はつまらなくなって観るのをやめました。でも、歌番組や大相撲は楽しく観ています」と話す方がいらっしゃいます。

連続もののドラマは、三カ月、半年といった一定期間、ストーリーをずっと記憶して追い続けるところに醍醐味があります。毎回ドラマの最後で流れる次回のあらすじを観て、「来週はどんなふうに展開するのだろう」とワクワクし、次の放送時には前回の内容の記憶がぱっと蘇《よみがえ》り、新しい展開にのめり込んでいく。

　ところが、認知症グレーゾーンになると、先週までのストーリーや、登場人物の役どころや名前をしっかり覚えられなくなったり、覚えておくことが億劫《おっくう》になったりします。つまり、連続ドラマが面白くなくなるのは、ストーリーがつまらないからではなく、記憶力や気力の低下によって、興味を保ち続けることができなくなることが原因である可能性があるわけです。

　他方、歌番組なら、自分の記憶に残っている昔の歌が流れてきたら、「わあ、懐かしい」「これ、知っている」ということで楽しめます。スポーツは、その場の勝ち負けでシンプルに楽しめます。とくに、わずか数分で勝負がつく相撲は、認知症の高齢者の間でも人気があります。私の患者さんの中にも相撲ファンはたくさんいます。

　テレビ番組の好みが変わったのは、こうしたことが原因かもしれないのです。

グレーゾーンに見られる「身だしなみ」の変化

身だしなみにも変化が出てくることがあります。

高齢になってもおしゃれな方がいらっしゃいます。おしゃれでいることには努力が必要です。その努力を厭《いと》わず、人からきれいに見られたい、きちんとしている人だと思われたい。そんな気持ちで頑張れるのは、気力があればこそです。

ところが、認知症グレーゾーンになってくると、そこが少々あやしくなってきます。

男性の場合は、ヒゲの剃り残しが目立つようになります。ふつうは、いったんヒゲを剃ったあとに頬や顎周りを手で触り、剃り残しがないかを確認します。そうすれば、「あ、ここに長いのが残ってた」「ここがまだ剃り切れていなかった」と気づきます。ところが、それを確認せずに済ませてしまう。あるいは、確認しても「まあ、いいか」で済ませてしまう。これも認知症グレーゾーンの人によく見られる変化です。

一応ヒゲ剃りをしている場合は、認知症グレーゾーンの初期の段階です。認知症グレーゾーンが進んで認知症に近づいてくると、ヒゲを剃ろうという意識も失われてしまいます。

　鼻毛を伸ばしっぱなしにしている高齢者の方を見かけることもあります。あえて自然のままにしている場合もあるでしょうが、以前はきちんとお手入れしていた方であれば、認知症グレーゾーンが疑われます。

　女性の場合は、お化粧をしなくなることが一つの大きなサインです。それまでは丁寧にお化粧していたのに、だんだん雑になったり、手を抜くようなります。髪型や白髪《しらが》にも無頓着になり、ボサボサの白髪を束ねることもせずに外出したりします。

　着るものについても、おしゃれかどうか、あるいは自分に似合っているかどうかといったこだわりがなくなっていきます。明らかにおかしな組み合わせの服で出かけることもあります。

　服の汚れも目立つようになります。襟《えり》が黒ずんだシャツや、食べ物のシミがついたセーターを二日も三日も着ていたりする。

　あるいは、かつて会社で重役を務めたような人が、現役当時に高級店で仕立てたオーダーメイドのスーツを、すでにヨレヨレになっているにもかかわらず、気にせずに着ていたりする。いずれの場合も、認知症グレーゾーンの可能性があります。

完全に認知症になると、さらに身だしなみに対する意識が喪失し、一年中ずっとパジャマで過ごしていたり、お風呂に入ることもめんどうに感じてきたりします。

この「言い訳」が出るようになったら、グレーゾーンを疑え

認知症グレーゾーンの人は、「めんどうくさい」とは直接言わず、もっともらしいエクスキューズ（言い訳）を言うようになるのも特徴です。

たとえば、カラオケが大好きで近所の仲間も集まるカラオケ喫茶に通っていたのに、突然行かなくなってしまった。「どうしてやめてしまったの？」と家族が聞くと、正座がつらい、腰が痛い、早起きがつらい、カラオケ仲間に嫌な人がいるなど、適当なことを言ってごまかします。本当はただめんどうくさいだけなのに、やらないことに何らかの理由をつけて正当化しようとするのです。

やらなければいけないことを先延ばしにするときも同じです。「明日は銀行へ行って手

続きをする」と言っていたご主人が、翌日になってもなかなか出かけないので、「早く行ったほうがいいですよ」と奥さんが声をかけると、「雨が降りそうだから、今日はやめた」などと言ってやめてしまう。

おそらく、心の中では続けないといけない、サボっちゃいけないという気持ちが、まだどこかに残っていて、やめることに後ろめたさを感じるために言い訳をするのではないかと考えられます。無気力を人に悟られたくないという気持ちもあるかもしれません。完全に認知症になると、そうした気持ちも残りにくくなります。これも認知症グレーゾーンの特徴と言えるでしょう。

なぜ「めんどうくさい」と感じるようになるのか

では、なぜ認知症グレーゾーンの人は、「めんどうくさい」と感じるようになるのでしょうか。

認知症になると、脳の側頭葉《そくとうよう》で記憶を司《つかさど》っている〝海馬《かいば》〟と呼ばれる部分が萎縮することは一般に広く知られています。加えて、実は海馬の萎縮が始まるより先に、前頭葉の機能が落ちてくるケースがよくあります。

前頭葉はちょうどおでこのあたりに位置し、言ってみれば「脳の司令部」。やる気を生み出す中枢でもあります。本来は旗振り役のこの部分の機能が衰えることにより、うーん、めんどうくさいな、まだやらなくてもいいかな、行かなくてもいいかな、今度でいいかな、となってしまうと考えられます。

さらに言えば、認知症グレーゾーンの初期の頃に見られる「人の名前を思い出せない」などの記憶力の低下も、前頭葉の働きが落ちていることに由来するのではないかと、私は考えています。

司令部の前頭葉は、脳内の情報を出し入れする役割も担っているため、その働きの低下により、脳内の情報が段取りよく引き出せていないことで、「人の名前をなかなか思い出せない」といった症状が出ている可能性があるからです。

だとすれば、認知症グレーゾーンの初期に「めんどうくさい」という行動の変化が見られた段階ですぐに対策を打てれば、海馬の萎縮を事前に防ぎ、元に戻る可能性が高まるとも推測されます。

グレーゾーンになるとイライラしやすくなる理由

前頭葉は、感情をコントロールする役割も担っています。そのため、前頭葉の機能が低下すると、感情面にも大きな変化が表れてきます。イライラして怒りっぽくなるのは、その代表です。

もともと加齢に伴い、前頭葉の機能はある程度低下します。ですから、年を取ると誰でも怒りを自制しにくくなります。堪《こら》え性がなくなるのですね。

新聞やネットで、高齢者がキレて事件を起こした記事を目にする機会がしばしばありますが、実は認知症でない高齢者やグレーゾーンの高齢者のほうが、認知症の人よりもキレやすいことがわかっています。

とくに定年後の男性の場合、将来への不安や、社会の第一線から離れてしまった劣等感などの裏返しとして、自分に対する周囲のリスペクト（尊重）が足りないと感じ、怒りが爆発する大きな引き金となります。

仕事を辞めると、過去の肩書や業績はリセットされ、十把一《じっぱひと》からげに「ただのおじさん」扱いされる場合があります。本人としては、特別ちやほやされたいわけではなくても、年を取っているからといって〝ぞんざい〟な扱いをされると、自尊心を傷つけられて過敏に反応してしまうわけです。

現役で仕事をバリバリしていた頃は、心の中で怒りを覚えても、口に出すのはぐっと我慢し、皮肉の一つを言うくらいでとどめておけた人でも、加齢による脳の衰えで自制が利かなくなっていますから、怒りを覚えると我慢できずにすぐ暴言を吐いたり、大声で怒鳴ったりしやすくなりがちなのです。

さらに、認知症グレーゾーンになると、よりいっそうブレーキが利かなくなります。

今まで物静かだった人が急に怒りんぼうになったり、もともと怒りんぼうの人が、さらに怒りんぼうになったりする。ほんのささいなことでも腹を立てるようになります。周囲の人が実際にどう思っているのかは関係なく、よかれと思って声をかけてくれた人にまで怒りをぶつけるようになるのです。

親子だと、とくに感情がストレートに出やすくなります。娘さんが「お父さん、それ、間違っているよ！」と強めのトーンで言ったりすると、本人は否定されたという負の印象だけが残ります。言われた内容の良し悪しは関係なく、とにかく娘が自分をバカにして言い負かそうとしている、という思いが爆発し、暴力・暴言につながったりします。

あるいは、難聴気味の認知症グレーゾーンの人に大きな声で話しかけると、「大声で罵倒された」と怒りだすことがよくあります。「大声＝怒られている」と勘違いし、そこから会話が成り立たなくなってしまうのです。

まれな例として、もともと怒りんぼうだった人が、変に丸くなる場合もあります。年を取って人格的に丸くなったのではなく、認知症による脳の変性によって性格が一変してしまった結果です。

料理の味付けがおかしくなった、と感じたら要注意

認知症グレーゾーンになると、二つのことを同時に進行する「ながら」ができなくなり

ます。たとえば、歩きながら重要な話ができなくなります。これは重要な話だと思うと、無意識に立ち止まって話そうとする。あるいは、歩きながら集中して聞くことができなくなるのです。

さらに症状が進むと、食事をしながら会話ができなくなります。自分がしゃべりたいときは、どうでもいい話でもピタッと箸《はし》を置いて話し出す。食べながらでもいいような話なのに、食べることと話すことを同時進行できなくなるのです。

本人は気づいていませんが、周囲の人が認知症グレーゾーンを見つける一つの判断材料となります。

家族が異変に気づく手がかりとして、最もわかりやすいのは料理の変化です。食事をずっと作ってきた女性が、急に料理を作らなくなったり、料理の味付けがおかしくなったりした場合、認知症グレーゾーンの可能性が濃厚です。

料理というのは非常に煩雑な作業で、献立を考えるところから始まって、食材を揃え、同時進行で煮たり焼いたり炒めたり刻んだりしながら、すべての料理をちょうど美味しいタイミングで食卓に並べなければなりません。2ステップどころかマルチステップが求められます。集中力と注意力をフル稼働する必要があるので、前頭葉の働きが低下している認知症グレーゾーンの人にはうまく対応できません。

そのうち、今夜のおかずを何にするかも考えつかなくなり、料理を作ることを避けるようになります。

認知症グレーゾーンの人が料理を作れなくなる背景には、記憶力の低下とともに、「めんどうくさい」という意欲の低下も大きく影響していると考えられます。

以前は、今日はこんな料理に挑戦してみようとか、家族にこんな料理を食べさせてあげたいといった思いで毎日料理を作っていたのに、そうしたモチベーションがまったく湧いてこなくなります。加えて何十年も作ってきた料理の手順の記憶も落ちますから、料理を作ろうという気持ちにならないのです。

それでも、自分の役割として料理を作らなければいけないと思っているため、献立がワンパターンになっていきます。さらに症状が進むと、スーパーやコンビニエンスストアで出来合いの惣菜《そうざい》を買い、それで済ませることが増えていきます。

最近は小さいパックの惣菜が、種類も豊富に店頭に並んでいます。一人暮らしや夫婦二人暮らしの家庭では、作る手間や材料費を考えると、「自炊するより経済的」と言われれば確かにそうだと思います。しかし、実はそれが認知症グレーゾーンによる「めんどうくさい」の言い訳である可能性も考えておく必要があります。

惣菜の中身がポテトサラダやきんぴらごぼうなど、バランスの取れたものを選んで買っているうちは、まだある程度の気力が残っています。一方で、毎日おにぎりや即席ラーメンだけで済ませていたり、買ってきた惣菜を皿に盛ることもせずにパックのまま食卓に出すようになってきたら、認知症にかなり近づいてきていると考えたほうがいいでしょう。

第2章で紹介するように、本来、料理を作ることは認知症対策にとても有効です。それをやめてしまうと認知症がより進みやすくなるところも問題です。

ちょっとしたアクシデントでもパニックになる

認知症や認知症グレーゾーンの人は、パニックを起こしやすい傾向もあります。たとえば、私の診ている認知症グレーゾーンの患者さんが、次のようなお話をされたことがありました。

「最近、出かける前に、財布がない、定期券がない、と慌てることが多いんです。昔なら、毎日持ち歩くようなものは置き場所が決まっていて、どこを探せばいいかすぐに見当がついた。いつもの場所になくても、昨日着ていた上着のポケットだなと冷静に思い出すこともできた。ところが、今は財布がないと気づいたとたんに、頭に血がカーッとのぼってパニックになり、何をしたらいいかわからなくなる。冷静に考える余裕がなくて、無駄な動きをして思考がまとまらなくなってしまうんです」

この話を聞いて、自分にも思い当たるふしがある、と感じた中高年の方は多いのではないでしょうか。年を取ると、認知症グレーゾーンでなくてもパニックに陥りやすくなります。私自身、同じような経験をしたことがあります。

あるとき、特急電車に乗り遅れそうになり、慌ててタクシーで駅へ向かい、全速力でホームまで走って、なんとか目的の電車に乗ることができました。

ほっとしたのもつかの間、鞄《かばん》のいつものポケットに財布がないことに気づいた。タクシーの料金を払っておつりとレシートを財布に入れ、鞄にしまったはずなのに、いつものポケットに財布がない。「あれっ、財布、どこやった?」「ない、ない、ない、ない!」。もう完全にパニックでした。

落ち着いて探せばいいのにバタバタして、周りから見たら「コイツ、何やってんだ」というくらいの醜態をさらしていたと思います。しかし、そのときは財布がないことで頭がいっぱいで、周囲を考える余裕もありませんでした。

そのうち、少し落ち着いてきて、とりあえずICカードがあるから約束の場所まではたどり着ける。そう気づいた時点でパニックが収まり、財布を探すことをやめました。現金は戻ってこないものとあきらめて、クレジットカードの会社へ連絡することや、交番へ行って紛失届を出すことなど、自分がこのあとやるべきことを冷静に頭で整理し始めました。

それで念のために鞄をもう一回、ひと通り探したら、いつもは財布を入れない別のポケットからあっさり財布が見つかった。「なんだ、こんなところにあったのかよ」と、今では笑い話ですが、そのときはこの世の終わりみたいな気分で財布を探したのを覚えています。私も十分に気をつけなければいけないと思った出来事でした。

四〇代から始まる前頭葉の衰えがもたらす影響

パニックになって右往左往するのは、注意力・集中力が低下しているためです。認知症グレーゾーンでなくても、五〇代、六〇代と年齢を重ねていけば、集中力・注意力の低下は多少なりとも起こります。

私の財布の話で言うと、そもそもの失敗は、電車の時間が気になって財布をいつもと違う鞄のポケットに突っ込んだことに端を発します。急いでいる状況下で、注意力・集中力が散漫になっていた証拠です。

加えて、いつものポケットに財布がないと気づいても、別のところを冷静に探せばいいものを、財布がないことで気が動転し、注意力・集中力が失われた状態で探していたため、見つかるものも見つからなかったというわけです。

加齢に伴って注意力・集中力が低下するのは、これも脳の前頭葉の働きが衰えるためです。前頭葉の萎縮は四〇代頃から始まりますが、飲酒の量が多い人はもっと早い時期から始まると言われています。

認知症グレーゾーンになると、さらに前頭葉の働きが衰えて、集中力・注意力が低下します。いったんパニックに陥ると、自力で冷静さを取り戻すことも難しくなります。

人に見られているところではとくにパニックになりやすい

認知症グレーゾーンの人は、知的作業を二つ同時に行ったり、人が見ているところで急いで何かをやろうとしたりしたときに、パニックに陥りやすいのも特徴です。あれもこれも同じレベルで解決が急がれる気がして焦ってしまうのです。

たとえば、スーパーのレジで支払いをする場合、後ろに並んでいる人を気にして、小銭があるにもかかわらず、焦って一万円札を出してしまう人がいます。小銭を急いで正確に出せる自信がないうえ、後ろの人の視線が気になって焦ってしまい、とりあえず一万円札を出してしまうわけです。

認知症になったあとも、パニックは大きな特徴です。自分の認知機能が落ちている自覚がないので、自分としては通常どおりにできているつもりでいたのに、できない自分に急に直面するとパニックに陥ります。

つい最近、私のクリニックでパニックに陥った女性がいました。意識はある程度しっかりされている方なのですが、尿検査で採尿するためにトイレへ行こうとしたところ、トイレにたどり着く前に失禁し、大声で泣きだしてしまったのです。「私ともあろう者が人前で漏らしてしまうなんて」と気が動転してしまったのですね。周りにいたスタッフが「大丈夫ですよ、浴室へ行ってシャワーを浴びましょう」と声をかけても、まったく耳に入らない様子であたふたし、ちょっとした騒ぎとなりました。

オレオレ詐欺に引っかかるのは認知症でない証拠

パニックに関連した話でもう一つ言うと、「オレオレ詐欺（振り込め詐欺）」の被害に遭った人の娘さんや息子さんが、「うちの母は認知症だろうか」と心配し、私のところへ相談に来られるケースが年に数件あります。

「オレオレ詐欺」に引っかかる高齢者も、詐欺師の作り話を聞いて気が動転し、お金を渡してしまうわけですから、まさにパニックに陥っている状況です。

しかし、実際に「オレオレ詐欺」に騙された人で認知症だった例は、私のところでは一件もなく、たまに軽い認知症グレーゾーンの方が見つかる程度です。

そもそも、認知症グレーゾーンの進んでいる人や、すでに認知症の人は、オレオレ詐欺に引っかかること自体が無理です。

最近の詐欺師の手口は巧妙で、何人もの人間が警察官や弁護士などになりすまし、時間差で電話をかけてきたり、複雑な手順でお金の受け渡しを指示してきたりするので、認知症グレーゾーンの進んでいる人や認知症の人ではとうてい対応できません。適当に「はい、わかりました」と答えるだけで、言われた通りに実行できないため、「オレオレ詐欺」は成立しないわけです。

逆に言うと、認知症ではない高齢者のほうが「オレオレ詐欺」に引っかかるリスクが高いということです。

同じことを何度も聞いてくる、同じ話を繰り返してしまうのはなぜ？

何度も同じことを聞いてくるようになるのも、認知症グレーゾーンの人によく見られます。何回も同じことを聞くのは不安だからです。聞いたことを忘れてしまって、不安な気持ちだけが強く残る。だからまた聞いてしまうのです。

たとえば、三世代同居のご家庭では、「孫は何時に帰ってくるんだ」と、家族に何度も問いかける祖父母の話をよく耳にします。家族が「今日は塾へ行っているから七時頃に帰ってくる」と答えても、すぐに忘れて数分後にまた「孫はまだ帰らないのか」と聞いてくる。

ご家族にとっては大変なのですが、おじいちゃんやおばあちゃんからすると、夜暗くなっても孫が帰って来ない状況は非常に心配なわけですね。そこが最大の関心事なので、家族の言葉は記憶に残らなくても、孫がまだ帰って来ていないことの不安はしっかり意識に残っている。

記憶は失われても、気持ちは残るということでは、お正月にお孫さんにお年玉を三回も渡してしまうという男性がいました。お孫さんが来てくれたのが嬉しくて、お孫さんにお年玉をあげたことはすぐに忘れてしまうのに、「孫が来たら一万円あげよう」という思いだけが強く残り、またあげてしまうのですね。

ほのぼのするエピソードですが、ここまでいくと認知症グレーゾーンの段階を超えて、認知症の領域に入っている可能性が高いと考えられます。

同じ話を繰り返すようになることも、認知症グレーゾーンの特徴の一つです。本人はおそらく何回も繰り返している自覚はなく、「これを伝えなければ」という切なる思いのほうが勝って、何回もお話しされるわけです。

お酒を飲んで酔っぱらっているときは、とくに前頭葉の抑制がゆるんでしまうので、同じ話を繰り返す傾向があります。若い頃からお酒を飲んでくだを巻いていると、認知症グレーゾーンの症状として出てきても、周りの人は「酔っぱらって、また同じことを言っているよ」としか思わなくなります。その結果、認知症グレーゾーンが見過ごされてしまう。そんなケースも多いのです。

認知症グレーゾーンを招くおもなリスク

認知症グレーゾーンを招く最大の危険因子は加齢です。年齢を重ねるほど体も脳も老化して機能が低下していきます。日本人の平均寿命は、男性が八一・四一歳、女性は八七・四五歳（二〇一九年）となりました。長生きする人が増えた分、認知症や認知症グレーゾーンになる人が増えているのです。

とくに加齢に次のような因子が加わると、認知症グレーゾーンの発生につながりやすいと考えられています。

＊運動習慣がない
＊生活習慣病
＊うつ
＊孤立・社会的交流なし

＊遺伝的な素因
＊食生活の乱れ
＊ロコモティブシンドローム
＊アルコール・喫煙
＊睡眠障害
＊難聴
＊視力障害
＊歯周病

それぞれのリスク因子に対する対策は、第2章以降で詳しく紹介します。

自覚しにくい認知症グレーゾーンにいち早く気づくには

認知症グレーゾーンの段階で気づくことができるのは、やはり身近にいる家族です。

どこか様子がおかしいと感じて、「お父さん、最近もの忘れが多くない？」と尋ねても、本人は自覚がないので、たいてい「年のせいだよ」と受け流します。怒りんぼうの男性であれば「俺がボケてると言うのか！」と怒りだすこともあるでしょう。

家族の側も、自分の親が認知症になっているとは思いたくないので、本人がそう言うなら、まあ大丈夫なんだろうと、あまり深追いしない場合が多く見られます。

しかし、認知症グレーゾーンの人は、すでに認知症に向かってカウントダウンが始まっています。そのまま放っておくと、前述したように一年後には一二％、四年後には約半数の方が認知症になってしまいます。

認知症グレーゾーンの初期の段階で気づくのはなかなか難しいのですが、本章でお話ししてきたような記憶力の低下、行動および感情面の変化が見られたら、次ページに掲載した「認知症グレーゾーンに気づくチェックテスト」で、あらためてチェックしてみてください。

どれも認知症グレーゾーンならではの特徴です。それぞれに「全くない」「時々ある」「よくある」「常にある」で答えて、合計点を出してみてください。

あったと思いますか?
いものを選択して、その数字を○で囲んで下さい

全くない	時々ある	よくある	常にある
0	1	2	3
0	1	2	3
0	1	2	3
0	1	2	3
0	1	2	3
0	1	2	3
0	1	2	3
0	1	2	3
0	1	2	3
0	1	2	3
0	1	2	3
0	1	2	3
0	1	2	3

出典：老年医学会雑誌第 44 巻 4 号「老年期認知症患者の病識―生活健忘チェックリストを用い、介護者を対照とした研究―」／「日本版生活健忘チェックリスト」数井裕光，綿森淑子，本多留美，森 悦朗：日本版日常記憶チェックリストの有用性の検討．脳神経 2003; 55:317―325.

合計 [　　] 点

点数なら9点以上の場合、認知症グレーゾーンを疑ってみる必要あり

図2　認知症グレーゾーンに気づくチェックテスト

	最近 1ヶ月間の生活の中で、以下の13の項目がどのくらいの頻 右の4つ（全くない、時々ある、よくある、常にある）の中から最
1	昨日あるいは数日前に言われたことを忘れており、再度言 れないと思い出せないことがありますか？
2	つい、その辺りに物を置き、置いた場所を忘れてしまっ り、物を失くしたりすることがありますか？
3	物がいつもしまってある場所を忘れて、全く関係のない場 を探したりすることがありますか？
4	ある出来事が起こったのがいつだったかを忘れていること ありますか？（例：昨日だったのか、先週だったのか）
5	必要な物を持たずに出かけたり、どこかに置き忘れて帰っ きたりすることがありますか？
6	自分で「する」と言ったことをし忘れることがありますか？
7	前日の出来事の中で、重要と思われることの内容を忘れて ることがありますか？
8	以前に会ったことのある人たちの名前を忘れていることが りますか？
9	誰かが言ったことの細部を忘れたり、混乱して理解してい ことがありますか？
10	一度、話した話や冗談をまた言うことがありますか？
11	直前に言ったことを繰り返し話したり、「今、何を話して ましたっけ」などと言うことがありますか？
12	以前、行ったことのある場所への行き方を忘れたり、よ 知っている建物の中で迷うことがありますか？
13	何かしている最中に注意をそらす出来事があった後、自分 何をしていたか忘れることがありますか？

⇒本人チェックの点数なら5点以上、家族や介護者によるチェック

あくまで一つの目安ではありますが、合計点が自己採点で5点以上、家族や介護者による採点なら9点以上の場合、認知症グレーゾーンを疑ってみる必要があるでしょう。専門医を受診することを検討してもいいと思います。ちなみに、自己採点のほうが厳しくなるのは、自分で自分の認知機能をチェックすると、どうしても甘い判断になりがちだからです。

また、一つの目安と述べたのは、正直なところ、認知症グレーゾーンの判断は難しく、チェックテストの合計点が何点以上だと確実にそうだと判断できるものではないからです。しかし、一つの目安としてお伝えすることで、少しでも早い段階で対策を講じるきっかけになればと思い、あえて指標を示しました。参考になれば幸いです。

では、次章から、認知症グレーゾーン、認知症とはどんな病気なのか、どう対処していけばいいのか。その方法を詳しくお話ししていきます。

第1章

認知症グレーゾーンを引き起こす記憶力低下のメカニズム

——単なるもの忘れ、グレーゾーン、認知症の決定的な違い

認知症とはどういう病気なのか

現在、日本では六五歳以上の人の約一五％に認知症の症状が見られると言われています。六五歳と言えば、最近はまだ現役で働いている人も多く、見た目も若いことから、周囲も本人も〝高齢者〟という自覚のない場合がほとんどでしょう。しかし、見た目がいくら若くても、すでに一五％＝約七人に一人の人の脳には、認知症につながる異変が生じていることになります。

さらに、団塊世代がすべて七五歳を超える二〇二五年には、状況がより深刻になると考えられています。すなわち、六五歳以上の三人に一人が認知症または認知症グレーゾーンの時代が訪れると予想されているのです。

もはや誰にとっても他人事ではありません。とくに、これまで自分の親の認知症を心配していた五〇代、六〇代の人たちは、すでに自分たちの問題でもあることに気づくべきです。

では、認知症とはいったいどういう病気なのでしょうか。

認知症というのは、認知機能（記憶力、判断力、理解力など）を司っている脳の神経細胞が多量に死滅し、脳が萎縮して、日常生活に支障をきたすようになる病気です。

脳の神経細胞は、健康な人でも加齢とともに減少します。二〇歳を過ぎると一日一〇万個単位で減るとも言われています。年を取るにつれてもの忘れが増えたり、判断力や理解力が低下するのはこのためです。

「一日一〇万個も減って大丈夫なの？」と、いささか心配になりますが、脳の神経細胞は大脳皮質だけでも約一四〇億個もあると言われています。また、生活の中で脳に良い刺激が伝わると、新しい神経細胞が増えることも近年の研究でわかっています。

ですから、通常は高齢になっても、日常生活を送るレベルの認知機能は保持されます。実際に超高齢社会の現代では、八〇歳を過ぎてもかくしゃくとして、日常生活どころか、趣味を楽しんだり、旅行に出かけたり、仕事を続けている人もたくさんいます。

その一方で、六〇代で急速に認知機能が低下し、認知症になってしまう人もいます。認知症の人の脳を画像診断で調べると、同世代の健常な人の脳と比べて明らかに萎縮しています。神経細胞が病的なスピードで死滅している証拠です。

そうした神経細胞の大量死が、記憶を司っている側頭葉の〝海馬〟で起こると、記憶障害が引き起こされてきます。また、脳の司令部である前頭葉で起こると、判断力や集中力が大幅に低下したり、感情のコントロールがうまくできなくなったりします。

そのため、脳のどの部位で、どの程度の萎縮が起こるかにより、認知症の程度や症状に違いが出てきます。

認知症が起こるしくみ

認知症とひと口に言っても、原因によっていくつかのタイプがあります。その中で三大認知症と呼ばれているのが、アルツハイマー型認知症、血管性認知症、レビー小体型認知症で、認知症全体の九〇％以上をこの三つが占めています（図3）。

とくに多いのがアルツハイマー型認知症です。日本では認知症の約六八％がアルツハイマー型認知症とされています。

図3　おもな認知症のタイプとその特徴

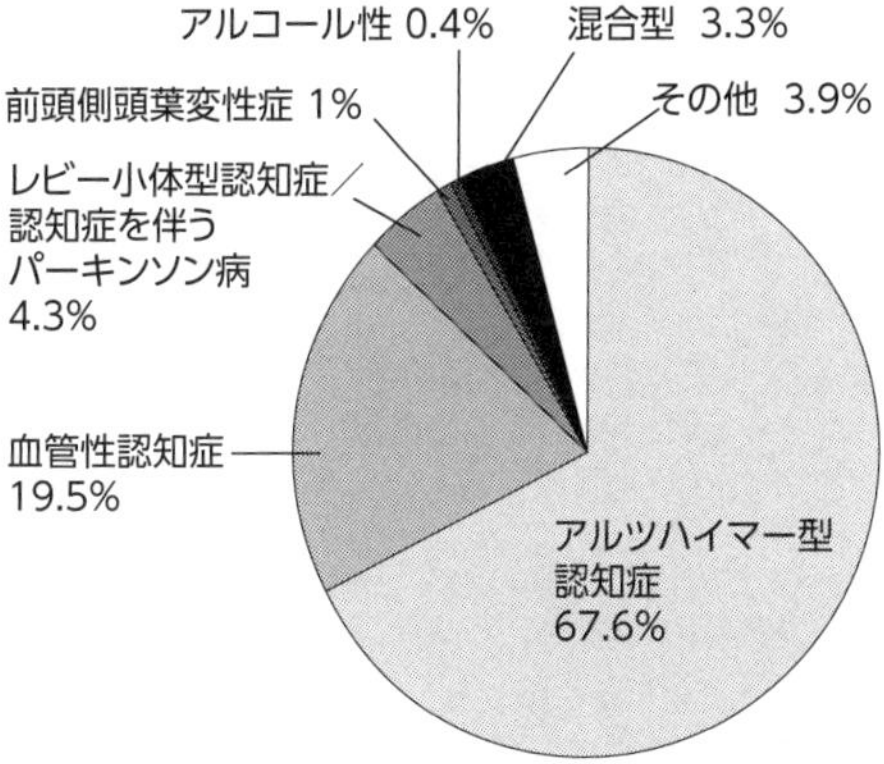

出典：平成 23 年度〜平成 24 年度 厚生労働科学研究費補助金 認知症対策総合研究事業「都市部における認知症有病率と認知症の生活機能障害への対応」総合研究報告書（研究代表者 朝田隆）. 平成 25 年 5 月.

	アルツハイマー型認知症	血管性認知症	レビー小体型認知症
原因	老人斑や神経原線維変化、脳の神経細胞の脱落によって起こる	脳梗塞や脳出血などの脳血管障害によって起こる	レビー小体という異常なたんぱく質が、大脳皮質などに蓄積されることによって起こる
初期の症状	記憶障害や遂行障害	運動麻痺や記憶障害	幻視や妄想、うつ、パーキンソン症状
男女比	女性に多い	男性に多い	やや男性に多い
経過	徐々に進行	調子の良い時と悪い時を繰り返しながら進行。突発的に進行することもある	比較的急に発症し、アルツハイマーより経過が早い

アルツハイマー型認知症とは、最初に症例報告したドイツの精神科医アロイス・アルツハイマー博士にちなんでつけられたもので、このタイプの認知症の人の脳には、①脳の萎縮、②老人斑《はん》と呼ばれるシミの多発、③神経細胞の中の神経原線維《げんせんい》変化（ひも状の異常線維の束）の蓄積、といった三つの特徴が見られます。

老人斑の大部分は、「アミロイドβ《ベータ》」と呼ばれるたんぱく質で構成されており、アルツハイマー型認知症はこのアミロイドβが脳に溜まって神経細胞を障害し、脳の萎縮を促すことが大きな原因となって発症すると考えられています。

これに対して血管性認知症は、脳梗塞や脳出血などの血管障害が引き金となって発症します。大きな発作を起こした直後から急に症状が表れる場合と、無症候性脳梗塞といって自覚症状のないまま小さな梗塞が繰り返され〝階段状〟に進行していく場合があります。

以前は、アルツハイマー型認知症と血管性認知症はまったく別のものと考えられていました。しかし、アルツハイマー型認知症の四〇％に脳血管病変の合併が見られる一方で、亡くなった血管性認知症の人の脳を解剖すると四〇％にアルツハイマー型認知症の病変が認められるというデータもあり、最近はアルツハイマー型認知症と血管性認知症は、互いに悪影響を及ぼし合って発症するという見方が有力です。

もう一つのレビー小体型認知症では、脳にα《アルファ》‐シヌクレインというたんぱく質からなるレビー小体が蓄積することがわかっています。ちなみに、レビー小体が大脳皮質に多く蓄積するとレビー小体型認知症になり、脳幹《のうかん》に多く蓄積するとパーキンソン病を発症します。

レビー小体型認知症は、うつ病が前駆《ぜんく》症状になりやすいことと、幻視（存在しないものが見える症状）が起こりやすいことが特徴で、めまいの治療を受けている患者さんの中から、レビー小体型認知症が発見されることもあります。

レビー小体型認知症の人の脳にも、老人斑の沈着や神経原線維変化の蓄積といった、アルツハイマー型認知症と共通する変性が生じていることも知られています。また、アルツハイマー型認知症の人の半数以上に、α‐シヌクレインの蓄積が認められることもわかっています。このように認知症の九〇％以上を占める三大認知症は、表面に出ている症状に違いはあっても重なり合う部分が少なからずあります。

そこで本書では、認知症の中でも最も多いアルツハイマー型認知症の話を中心に進めていきます。ほかの認知症にも該当する部分が多いので、アルツハイマー型認知症以外の認知症のことを知りたい方も、ぜひ参考にしてください。

「中核症状」と「周辺症状」

認知症の症状は、認知機能の障害によって起こる「中核症状」と、副次的に生じる「周辺症状（＝行動・心理症状：ＢＰＳＤ）」に分けられます。中核症状としては、次のようなものが知られています。

＊記憶障害

初期の段階では、昔の記憶はある程度保たれているのに対し、最近の記憶が失われやすくなります。その後、脳の萎縮に伴い、昔の記憶も失われていきます。

認知症グレーゾーン段階のもの忘れは、周囲からヒントをもらったり、答えを教えてもらったりすれば「そうだった」と思い出しますが、認知症の記憶障害は体験したエピソードそのものを忘れてしまうのが特徴です。

図4　認知症の「中核症状」と「周辺症状」

周辺症状

心理症状

抑うつ
気持ちが落ち込んで
やる気が出ない

不安・焦燥
落ち着きがない
イライラしやすい

妄想
お金や物を盗まれた
と言う

幻覚
現実にはないものを
見たり聞いたと言う

中核症状

記憶障害
最近の出来事を
忘れる

見当識障害
時間や日にちが
わからない
道に迷う

実行機能障害
段取りや計画が
立てられない

失語
物や人の名前が
わからない

失行
服の着方がわからない
道具が使えない

失認
五感の機能が低下

行動症状

睡眠障害
昼と夜が逆転する

食行動異常
食べられないものでも
食べようとする

徘徊
無目的に歩き回る
外に出ようとする

介護抵抗
入浴や着替えを
嫌がる

暴力・暴言
大きな声をあげたり
手を上げようとする

＊見当識障害

見当識《けんとうしき》というのは、時間や場所を把握したり、人と自分の関係を理解したりする能力を指します。見当識が障害されると、時間や日にちがわからなくなったり、慣れた道で迷って家へ帰れなくなったり、最終的には家族や親戚のことも忘れてしまいます。

＊そのほかの障害

記憶障害と見当識障害のほかにも、計画どおりに物事を進めることが難しくなる「実行機能障害」や、言葉を理解したり表現したりすることができなくなる「失語」、目的を達成するための動作ができなくなる「失行」、料理の味がわからないなど、五感の認知能力が障害される「失認」などが起こります。

周辺症状でなぜ暴言・暴力が見られるのか

認知症の周辺症状は、周囲の環境や対応がきっかけとなり、その人がもともと持っていた性格が誇張して表れる場合がほとんどです。これを「性格の先鋭化」と言い、怒りっぽい人がより怒りっぽくなるのは、その最たるものです。外を出歩くことが好きだった人は徘徊《はいかい》しやすい傾向が見られます。

暴言・暴力、徘徊、妄想など、周辺症状の多くは周囲の人を困らせることから、家族を通じて医療機関を受診するきっかけにもなります。

認知症による〝周囲を困らせる症状〟は、初期の頃は軽くて、中期に激しくなり、末期になると落ち着いてくることが、私たちの研究で明らかになっています。困った行動を起こしやすい人の明確なパターンはまだ発見できていませんが、基本的に元来アクティブな人は周りに迷惑をかけがちです。

アクティブであるがゆえに、認知症の進行によって判断力などが失われると、ストレートに暴言・暴力という行為につながりやすいと考えられます。

会社で仕事をバリバリこなしていたときは、プラスの武器であった積極性や行動力が、認知症になって自己制御できなくなると、周囲を困らせるマイナスの武器に変わってしまうわけです。

周辺症状は、あくまで環境や周囲の対応などに大きく影響されて出現するため、すべての認知症の人に起こるわけではありません。また、周辺症状が起こっている人も、それを引き起こす直接的な原因が解決すれば症状が軽くなったり消えたりすることもあります。

周辺症状は男性と女性で違いがある

認知症の代表的な周辺症状としては、「物盗られ妄想」もよく知られています。

物盗られ妄想というのは、自分がどこかに置き忘れたものを、誰かに盗まれたと思い込んでしまう症状です。財布や貯金通帳などのお金に関するものを盗まれたと訴える場合がほとんどで、「○○さんに盗られた」と、特定の人を名指しで訴える場合が多いのも特徴です。身近で一番お世話をしているお嫁さんなどがターゲットになりやすく、親族が揉《も》める原因にもなります。

私の診療経験から言うと、物盗られ妄想の見られる認知症の患者さんの約九割は女性です。男性で物盗られ妄想に駆られる人はめったにいません。

なぜ男女で違いが見られるのか不明ですが、おそらく古代からの習慣として、女性は男性が狩猟などで獲得してきたものを守る役目を担ってきたことから、自分の保管したはずのものがなくなると、男性より敏感に反応して「盗られた」と考えてしまうのではないかと、私は考えています。見張る意識が強いといったほうが近いかもしれません。

周辺症状の中には、ほかにも男女差の見られるものがいろいろあります。

買い物へ行って同じ物ばかり買ってくるというのも、主に女性の認知症の方に見られる周辺症状です。男性はもともと必要なもの以外は買い物をする習慣がないせいか、認知症になってもそうした行動はあまり見られません。

さらに、女性の場合は、物盗られ妄想とは逆の、物を盗る行動が見られることもあります。

物を盗るといっても、ピック病（前頭葉と側頭葉が萎縮する認知症の一種）による衝動的なものとは違い、「あそこの家の庭に咲いていた梅がきれいだったから持って帰ってきた」というケースです。道路から手を伸ばして他人の敷地内の花をプチッと勝手に摘んできたりします。おそらく、本人は盗むという倫理観の欠如はなく、野に咲くすみれを摘む感覚で持ち帰ってくるのでしょう。

男性で花を摘んできた人の話は聞いたことがないので、やはりきれいな花を摘むというのは女性ならではの思考と考えられます。

グレーゾーンのもの忘れと、認知症の記憶障害の違い

認知症による記憶障害は、認知症グレーゾーンや加齢に伴うもの忘れと違い、忘れるはずのないエピソードが記憶からゴソッと抜け落ち、人から教えてもらっても思い出せないところが大きな特徴です。

とくに一年以内に経験した人生の大きなイベントを思い出せなくなったら、すでに認知症の領域に進んでいると考えられます。

序章で、子どもの結婚式や孫の誕生した順番を忘れてしまうのは、認知症グレーゾーンの可能性がある、という話をしました。

認知症の場合は、奥さんから「半年前の次男の結婚式は、台風が来て本当に大変だったわね」と言われても、「結婚式って、誰の？」という具合に、息子の結婚式というエピソード自体を忘れてしまうのが特徴です。

あるいは、夕食で麻婆豆腐を作ろうと思って、豆腐とネギと豚のひき肉を買いにスーパーへ行ったとします。豆腐と豚のひき肉はすぐに買い物かごへ入れたのに、残り一つの食材をどうしても思い出せない。仕方なく二つの食材だけ買って帰宅し、冷蔵庫を開けたら「ああ、そうだ、もう一つはネギだった」と思い出せたら、単なるど忘れです。五〇代以上の人であれば、認知症グレーゾーンの可能性もありますが、後ほど紹介する対策を講じることで、まだ回復が望める段階です。

これに対して、麻婆豆腐の材料を三つ買いに行ったはずなのに、そのこと自体をまったく忘れて別の食材を買って帰宅し、ほかの料理を作っていたら、認知症の疑いが濃厚です。とくに家族から「今日は麻婆豆腐じゃなかったの？」と聞かれても、本人がまったく覚えがない場合は、認知症が始まっていると考えていいでしょう。

そのほかにも、テレビのリモコンを置いた場所をいつも忘れてあちこち探し回るという場合は、認知症グレーゾーンの可能性がありますが、リモコンの使い方自体が急にわからなくなると、認知症の疑いが濃くなります。たとえば、エアコンに向けてテレビのリモコンのスイッチを入れて「エアコンが壊れている」と言いだしたり、逆にテレビに向けてエアコンのリモコンのスイッチを入れて「テレビがつかない」と言って大騒ぎをする場合がよくあります。

さらに、今日が何月何日で何曜日なのかわからない、大事な仕事の予定を入れていたこと自体すっかり忘れてしまうとなれば、もはや単なるど忘れではありません。すぐに認知症の専門医を受診することをおすすめします。

認知症とグレーゾーンの決定的な違いは

認知症と認知症グレーゾーンの違いは、専門の医療機関を受診すれば、画像検査やペーパーテストなどで判定できます。

一般的な指標としては、日常生活が自立しているかどうかが最大の目安となります。記憶力など認知機能の低下で苦労しつつも、自立して日常生活を送ることができていれば、まだ認知症グレーゾーンに踏みとどまっている段階です。

たとえば自分で料理をあまり作らなくなったとしても、買い物に出かけてお惣菜やお弁当を買ってきたり、「めんどうくさい」と思いながらも掃除や洗濯を必要最小限に行っていたりする場合は、まだ回復の見込める段階です。とくに一人暮らしでも、なんとか自立した生活ができていれば、認知症グレーゾーンの段階と言っていいでしょう。

これに対して、買い物に出かけても同じものばかり買ってきたり、料理をすると鍋をこがしてしまうなど、一人で自立した生活ができなくなった状態が認知症と言えます。

アルツハイマー型認知症になりやすい遺伝子がある

親が認知症になった場合、「自分もいずれ認知症になるのではないか」と心配している人は多いと思います。一般向けの講演会ではそうした質問をよく受けます。

アルツハイマー型認知症の場合は、遺伝的な素因を受け継いでいると、子どももアルツハイマー型認知症になる確率が高いことが知られています。

人間は誰でもＡｐｏＥ《アポイー》と呼ばれる遺伝子を持っていて、ＡｐｏＥには、ＡｐｏＥ２型、ＡｐｏＥ３型、ＡｐｏＥ４型の三種類があり、ＡｐｏＥ４型の遺伝子を持っている人は、脳にアミロイドβが溜まりやすく、アルツハイマー型認知症を発症しやすいと考えられています。ＡｐｏＥ４型遺伝子を持っていると、認知症になるリスクは、そうでない人の二～四倍になると言われています。

アメリカに在住している白人、黄色人種、黒人を比較した研究では、黒人にＡｐｏＥ４型遺伝子を持つ人が最も多かったと報告されています。

日本人の場合は七〇％が３型で、４型は一五％程度と言われています。両親のどちらか、または両方が八〇歳未満でアルツハイマー型認知症を発症した場合は、ＡｐｏＥ４型の遺伝子を受け継いでいる可能性が高いと言えます。

とはいえ、ＡｐｏＥ４型遺伝子を持っているからといって、必ずアルツハイマー型認知症になるわけではありません。

実際にＡｐｏＥ４型遺伝子を持っている女性で、一〇四歳まで正常だった方を私は知っています。遺伝子のタイプを問わず、九〇歳になったら六〇％、一〇〇歳になったら九〇％は認知症になっています。それが一〇四歳まで正常だったというのは、これもまたすごいことです。ですから、親がアルツハイマー型認知症になったとしても、全面的に悲観的になる必要はありません。

アルツハイマー型認知症の遺伝的影響は複雑で、簡単には説明できませんが、イギリスの研究では、親が八〇歳未満で認知症になった場合、子どもが認知症になるリスクは二倍になるのに対し、親が八〇歳を過ぎて認知症になった場合は関係ないと報告されています。

もちろん、誰もがこの研究結果に該当するわけではありませんが、わかりやすい目安として捉えていただければいいでしょう。

私が患者さんや家族に、遺伝子検査をすすめない理由

ＡｐｏＥ４型遺伝子を持っているかどうかは、検査で調べることができます。

しかし、遺伝子の検査を受けることを私はすすめません。自分や家族がその遺伝子を

持っていることを知ったことで前向きに対応する気になるのならいいのですが、多くの人は悲観的になって、かえって余計な心配を抱えてしまうことになるからです。

たとえば、ある男性がアルツハイマー型認知症と診断され、三〇代の娘さんに連れられて、私のところへ来られたことがありました。

娘さんは何とかお父さんを回復させたいという思いから、アルツハイマー型認知症にいいと言われるさまざまな民間療法を試し、定期的に私のところで病状の進行をチェックしていました。その流れでＡｐｏＥ４型遺伝子の検査をやってほしいと頼まれました。私は「やめたほうがいいと思いますよ」と止めたのですが、娘さんの強い思いに押し切られて検査を行いました。

その結果、お父さんはＡｐｏＥ４型遺伝子をペアで二個持っていることがわかりました。一個なら、お母さんがＡｐｏＥ４型遺伝子を持っていなければ、子どもに遺伝する確率は五〇％ですが、お父さんが二個持っている場合は、お母さんの遺伝子のタイプに関係なく、子どもは少なくとも一つの４型を必ず持つことになります。

つまり、お父さんの遺伝子の検査を行ったために、自分が将来的にアルツハイマー型認知症になるリスクが高いことまで知ってしまったわけです。娘さんにとってはやり切れない結果となりました。ですから、私はＡｐｏＥ４型遺伝子の検査をすすめないのです。

ただ、最近のトピックとして、アルツハイマー型認知症協会国際会議（ＡＡＩＣ）でワーキンググループが作成され、ＡｐｏＥ４型遺伝子を持っていてもアルツハイマー型認知症にならない理由は何かを探る連続セッションを毎年開催することが発表されました。アルツハイマー型認知症の治療に新たな前進があることを期待しています。

遺伝以外の認知症のリスク因子とは

認知症の最大のリスクは、認知症グレーゾーンと同様に加齢です。つまり、認知症はエイジングの一つのプロセスと言えます。

日本では、認知症の八〇％以上は八〇歳以上で発症していますが、認知症グレーゾーンは六〇歳以上の人に多く見られます。つまり、六〇歳を超えたら誰にでも起こり得る病気と考えていいでしょう。

高血圧や糖尿病などの生活習慣病も、認知症の危険因子として挙げられています。

とくに糖尿病には要注意です。アルツハイマー型認知症は「脳の糖尿病」とも呼ばれ、密接に関係しています。血糖値が上がると、それを下げるためにインスリンというホルモンが分泌されますが、そのインスリンを分解するインスリン分解酵素は、アミロイドβの分解にも関わっています。そのため、血糖値が上昇するとインスリン分解酵素の働きが増えて、アミロイドβの分解が追いつかなくなり、脳に蓄積されやすくなる可能性が指摘されています。

さらに、九州大学・久山町《ひさやま》研究室の調査結果では、六〇歳以上の糖尿病の人がアルツハイマー型認知症を発症するリスクは、血糖値が正常な人に比べて二・一倍。血管性認知症を発症するリスクは一・八倍と報告されています。

糖尿病と高血圧は、血管の老化（動脈硬化）も促します。若い人の血管は弾力性に富んでいて、ポンプ役の心臓から押し出された血液を、血管自体もダイナミックに収縮・弛緩《しかん》しながら全身に巡らせ、酸素と栄養を供給しています。

ところが、血圧や血糖値の高い状態が続くと、血管が障害されて本来の柔軟性を失い、血管の穴も細くなっていきます。これが動脈硬化と呼ばれる状態です。こうなると血液の流れが悪くなり、脳に栄養と酸素が十分に行き渡らなくなって、神経細胞の働きが低下します。場合によっては、脳の血管が詰まって、いきなり血管性認知症になってしまうこともあります。

糖尿病や高血圧は、認知症以外の病気の発生も促しますから、できるだけ早い時期から対策を講じておいたほうがいいでしょう。

グレーゾーンの段階で対処することが何より大切

認知症になってしまったら、もう元に戻ることはありません。

一方で、認知症グレーゾーンの段階なら、アミロイドβが九〇％溜まっているような状態でも、二五％の人は回復します。つまり、四人に一人は元の状態に戻ることができるのです。

では、認知症グレーゾーンの段階で回復が望める二五％とは、どのような人たちなのでしょうか？　その人たちには次のような共通点が見られます。

①ＡｐｏＥ４型遺伝子を持っていない
②生活習慣病がない
③知的好奇心が強い
④運動習慣がある

このうち、①の遺伝的因子は避けられませんが、②～④は本人のやる気と努力で獲得できます。また、遺伝的因子を持っていたとしても、認知症を発症しない人がいるのも事実で、そこには②～④の要素が関係している可能性は十分にあります。

実際に、運動や脳トレ、高血圧・高血糖の予防、正しい生活習慣などが認知症対策に有効であることが、科学的に証明されています。

これは一万三〇〇〇人が参加した三二の研究をもとに、二〇一九年に発表されたデータですが、認知症グレーゾーンへの進行は、最終的に六六％まで抑えられると報告されています。つまり、運動や脳トレ、高血圧・高血糖の予防、正しい生活習慣を続けることで、通常は一〇〇人が認知症グレーゾーンへ進行するところを六六人に抑えられるということです。

健康なときから②〜④を意識した生活を送ることが最良ですが、すでに認知症グレーゾーンの兆候が見られている五〇代、六〇代の人が今から始めても遅くはありません。

最近は血液検査だけで認知症グレーゾーンを判定できます（MCIスクリーニング検査）。血液検査の結果を知って本人が一念発起し、生活習慣などの改善に取り組んだことで、C判定（リスク中程度）だった人が、A（ほぼリスクなし）に改善したケースも報告されています。

この血液検査は保険が利かないので、自己負担で一万五〇〇〇円程度かかりますが、自分や自分の親が「ちょっと該当するかもしれない」と思う人は、人間ドックの延長のような感じで受けてみるのもいいでしょう。

さらに、すでにアルツハイマー型認知症になっている人でも、生活習慣を見直すことにより、進行がゆるやかになることも期待できます。これはアルツハイマー型認知症に限らず、認知症全般に当てはまります。

認知症および認知症グレーゾーンの対策は、認知症の予防・改善に役立つだけでなく、全身の健康管理にもつながります。やらない手はないのです。

それでは、認知症および認知症グレーゾーンの具体的な対策について紹介していくことにしましょう。

第2章

グレーゾーンでの対応しだいで、その後の人生が大きく変わる

――多くの臨床経験から見えてきた、回復できた人の共通点

認知症グレーゾーン対策の2トップ

認知症はいったん発症したら、現段階では治すことはできません。しかし、その前段階の認知症グレーゾーンの時期であれば、これまでお話ししてきたように、本人が一念発起して生活習慣の改善などに取り組むことで、元に戻ることができます。

自分で取り組むことができる効果的な認知症対策として、私が今まで調べた研究論文の中で信頼できるものは、「新しいことにチャレンジする好奇心を持つこと」と「運動習慣」の二つです。私自身の診療経験からも、これらを実践している人は、認知症グレーゾーンから回復しやすい印象を持っています。

ただし、認知症グレーゾーンはやる気がなくなる病気ですから、新しいことに取り組んで、それを習慣化することはなかなか難しいのも事実です。周囲の人がいくら親身になって運動をするようにアドバイスしても、本人が何らかのきっかけで自ら一歩を踏み出さない限り続きません。そこで本章では習慣化するための工夫についても紹介します。

できれば、四〇代、五〇代の健康なときから習慣をつけておくことが望まれます。そうすると、認知症グレーゾーンや認知症の予防に役立つとともに、かりに認知症グレーゾーンを発症した場合でも、習慣として身についていれば、やる気がなくても自然に体が動くようになります。

もちろん、認知症グレーゾーンになってからでも、すべてのやる気が失われるわけではありませんので、本人の工夫しだいで十分に習慣化は可能です。まずは新しいことにチャレンジする効果から紹介しましょう。

認知予備能仮説とは

人間の脳には、生まれたときから約一〇〇〇億個もの神経細胞が存在すると言われます。しかし、ほとんどの人は、その半分も使わないまま死んでいきます。それらの使っていない神経細胞を最大限活性化できれば、認知症に伴う脳の萎縮で死滅した神経細胞をカバーできる、そんな説があります。「認知予備能仮説」と呼ばれるものです。

脳の持っている潜在的な能力を最大限活性化させるには、知的活動や身体的活動を段階的に難易度を上げながら継続することが良い結果につながると言われています。脳トレはこの発想に基づいて行われています。

若い頃から知的活動や身体的活動に励んで、予備能を増やしておくほうが有利とされていますが、脳の神経細胞の再生は年齢に関係なく生じます。ですから、五〇代、六〇代、あるいはそれ以上の年齢から取り組んでも十分に間に合います。

中高年の方の場合は、今まで経験してこなかったことにチャレンジすることをおすすめします。新しいことにチャレンジすると、脳は大いに刺激され、予備能の活性化、ひいては脳の神経細胞の新生につながることも期待されます。そうなればしめたものです。認知症グレーゾーンからの脱出に断然有利となります。

たとえば、「男子厨房《ちゅうぼう》に入らず」を貫いてきた男性なら、余計なプライドを捨てて台所に立ち、家族のために料理を作ってみる。そうすると、普段使っていない脳をフル稼働することになるので、脳の活性化にも最適です。

加えて、いかに料理というのが大変なものかを実感でき、あらためて奥さんをリスペクトし、感謝の気持ちも湧いてくるでしょう。家族からも感謝されるはずです。

料理の出来が悪くても、家族は喜び、「お父さん、すごい」とほめてもらったら、これがさらに脳を刺激し、やる気が増してきます。怒りんぼうで「めんどうくさい」が口癖だったお父さんが、家族に必要とされ、感謝されることで、認知症グレーゾーンからの回復への一歩を踏み出すきっかけになるのです。

女性であれば、出産と育児を機にやめていた仕事や趣味を再開するのもいいでしょう。自分が好きでやっていた以前の仕事や趣味に復帰するのもいいですが、まったく未知の分野に飛び込んで、新たな可能性を広げていくことも大賛成です。新しい世界にも躊躇《ちゅうちょ》なく飛び込み、馴染《なじ》んでいくのは女性の得意とするところです。

女性の方では、こんなケースもありました。七〇代のときに脳出血で倒れ、将来に対して希望を失いかけていたのですが、退院後にデイサービスへ通うようになってから、それまでまったく未経験だった囲碁を新しく覚え、勝てるようになったことがモチベーションとなり、見違えるようにいきいきしてきたのです。

どのような状況にあっても、あきらめずに新しい一歩を踏み出す。その大切さをあらためて実感した出来事でした。

新しい一歩を踏み出すことがすべての始まり

もちろん、チャレンジ精神が旺盛な人でも、認知症になることはあります。逆に、内向的で冒険しないタイプの人が、認知症とは無縁のまま寿命を全うされる場合もあります。

それを言い出すときりがないのですが、最も大切なのは新しい一歩を踏み出すこと。新しい一歩を踏み出すと、新しい出会いがあり、新しい世界が開けていきます。そこで新しいことにチャレンジし、継続して頑張っていると、周囲の人に認められ、必要とされ、愛されるようになります。それが生きがいにつながり、人生を豊かにする。認知症対策の最大の目的はそこにあると、私は思っています。

ですから、新しいチャレンジをしてみたものの、ストレスを感じるだけで全然楽しめない人は、無理してそれを続ける必要はないのです。若い頃は自分の成長のためにつらくても耐えなければならないことはあります。ですが、五〇代以降のチャレンジは、自分が楽しめないと認知症グレーゾーン対策にはつながりません。

まずは自分がやりがいを感じられる場を見つけ、そこで頑張ってみようと決めたら、時給の安いパートであっても決して手を抜かずに努力する。そうすると、人から感謝されたり、評価されたりして、自分の存在価値をあらためて実感し、認知症グレーゾーンを寄せ付けない脳が作られていくのです。

グレーゾーン対策に効く運動習慣とは

運動習慣のなかった人が、運動を始めるというのも一つのチャレンジです。チャレンジによる脳の活性化が期待できると同時に、運動自体も認知症予防に効果があります。

運動習慣のある人は、認知機能が衰えにくいと言われています。

また、運動習慣は、認知症の危険因子である糖尿病や高血圧などの生活習慣病を予防・改善するうえでも有効です。

認知症に効果的とされる運動療法もあるようですが、特別な運動をしなくても、自分が楽しんで続けられる運動を見つけて「習慣化する」。これが最大のポイントです。

認知症グレーゾーンの人が運動を行う効用は、運動そのものよりも、運動をきっかけに外へ出ていく機会が増え、社会性が広がることを私は重視しています。つまり、運動を楽しむことで仲間ができたり、仲間と一緒に笑う機会が増えたり、別の新しいことを始める意欲が湧いてきたりする。それが脳に良い影響を及ぼすことを期待しているのです。

ちなみに、若い頃からずっと運動習慣のある人より、今まで体をあまり動かさないで生活してきた人のほうが効果が高いことが少なくありません。そういう人たちが運動を始めると、男性は思いがけず筋肉がついてきたり、女性は体重が減ったりするので、本人のモチベーションも高まって習慣化につながるきっかけにもなります。

〝頑張らない〟有酸素運動から始めよう

運動がいいとお話しすると、最初から頑張りすぎてしまう人が結構います。ジョギングのような激しい運動は「やった感」を味わえますが、これまで運動習慣のなかった中高年者が急に始めるのは危険です。

五〇代以上の人が急に激しい運動を行うと、足腰を痛めたり、心臓に負担をかける原因になったりします。とくに持病のある人は、主治医に相談してから始めることが原則です。長く続けていくうえでもベビーステップ、つまり、できるところから始めるようにしましょう。

運動初心者には、有酸素運動の代表であるウォーキングがおすすめです。運動は全般的に前頭葉を活性化しますが、とくに有酸素運動は前頭葉のトレーニングに最適です。

「一人でただ歩くなんてつまらない」

そう思う人も多いでしょう。本当にその通りです。一人でただ歩いていたら、運動習慣のなかった人はおそらく二～三日で飽きてしまうと思います。なので、できるだけ友だちを誘って始めます。

ただし、友だちとおしゃべりをしながらダラダラと歩くのでは、有酸素運動としての効果は得られません。そこで、次のようなインターバルウォーキングをおすすめします。

まずは、ウォーミングアップを兼ねてゆっくり歩きます。体が温まってきたら、少しずつスピードを上げて、おしゃべりができないくらいまで速いスピードで一分半歩きます。この状態が理想的な有酸素運動になると言われています。そのあと、今度は三分ほどおしゃべりしながらゆっくり歩いて呼吸を整えます。そして再度、一分半の速歩きにトライします。

これを二日に一回、一〇分以上を目安に継続します。おしゃべりタイムを挟みながら、緩急をつけたウォーキングを行うことで、楽しく運動習慣を身につけることができます。

運動を習慣化するための第一歩は、体を動かすことの気持ちよさ、楽しさをまず実感することにあります。その意味で、友だちと一緒に緩急《かんきゅう》をつけたウォーキングからスタートするのは最適です。

ウォーキングに少し慣れてきたら、歩く姿勢にも気をつけます。背筋は伸びているか、がに股になっていないか、顔が下向きになっていないかなど、姿勢を意識しながら歩くようにします。

ウォーキング以外で簡単にできる有酸素運動としては、水中ウォーキング、サイクリング、縄跳びなどがあります。

図5　無理なく続けられる「インターバルウォーキング」

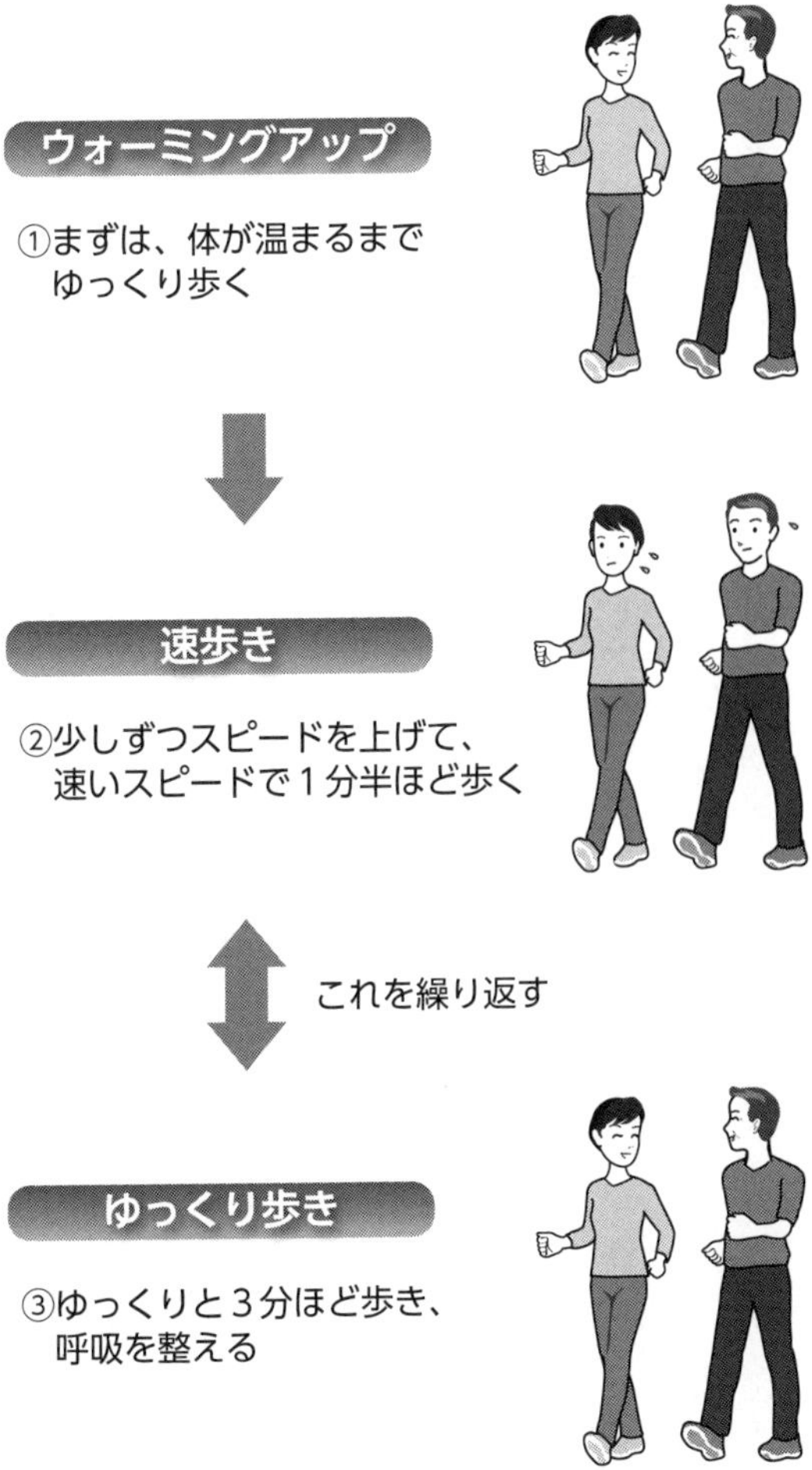
ウォーミングアップ
①まずは、体が温まるまで
ゆっくり歩く
速歩き
②少しずつスピードを上げて、
速いスピードで１分半ほど歩く
これを繰り返す
ゆっくり歩き
③ゆっくりと３分ほど歩き、
呼吸を整える

ですが、有酸素運動にこだわる必要はありません。有酸素運動の効果は一九九九年のイギリスの学術雑誌「ネイチャー」に掲載された研究報告をきっかけに注目を浴びるようになりましたが、最近は無酸素運動でもストレッチでも、いわゆる筋トレも含めて、認知症に対する効果は変わらないと言われています。とにかく「習慣化」して長く続ける。これが最も大切です。

自分に合った運動の見つけ方

自分の年齢や体力に適した運動を行ううえでは、スポーツジムに通い、専門のトレーナーに運動メニューを作ってもらうのも良い方法です。とくに持病のある人には適しています。健康に問題のない人も、この機会に認知症予防と併せて中年太りを脱し、マッチョな体を目指してジムで体を鍛えるのも一法です。

空手や柔道といった武道に挑戦してみるのも面白いでしょう。人生の新しい扉を開くきっかけになるかもしれません。

女性の場合は、ヨガやフラダンスなどの教室へ通うのもおすすめです。新しい仲間作りもできますし、みんなと一緒に体を動かしたほうが楽しいので長続きします。おしゃれ好きの人は、フラダンスの衣装を着ることも楽しみの一つになるでしょう。その写真をＳＮＳに投稿すると、さらに新しい出会いが広がります。

あらたまって運動することに抵抗がある人は、外出した際、デパートや駅などで階段を使うようにするだけでも、ある程度の運動になります。

実際に、私の診ている認知症グレーゾーンの患者さんで、エスカレーターの横に階段があったら、必ず階段を使うようにしている方がいます。階段に感謝して「ありがとう」と言いながらのぼっているそうです。七〇代の女性ですが、背筋がすっと伸びて見た目が若々しくとても素敵な方です。

ロコモティブシンドロームの予防にもなる

加齢によって骨や筋肉、関節などが衰え、運動機能が低下した状態のことをロコモティブシンドローム（ロコモ）と言います。ロコモの人は、立ったり座ったりする動作に支障が出たり、歩行速度が遅くなったり、歩ける距離が短くなります。そのため、時間内に信号や踏切を渡り切れないといった危険も出てきて、外出が億劫になってしまいます。

認知症グレーゾーンの人は、もともと気力が減退していますからロコモになりやすく、逆にロコモをきっかけに認知症グレーゾーンに突入してしまうケースもよくあります。

いずれの場合でも、体の動きが悪くなって外出の機会が減ると、どんどん体の機能は衰えます。さらに、社会との交流が断たれて孤立につながります。孤立は認知症の最大の敵です。ロコモを予防・改善するためにも、運動習慣を身につけることが非常に大事です。

加齢とともに背中が曲がってくる姿勢も、ロコモの一種です。背中が曲がって前かがみの姿勢になると、腰に負担がかかって痛みが出てきます。整形外科の領域では「背中曲がりの腰痛《こしいた》」と呼ぶそうです。前かがみになっている高齢者が、後ろで両手を組んで歩いている姿を時折見かけますが、あれは一種のストレッチで、腰のあたりで手を組むことにより、背中が伸びて腰の筋肉の疲労をやわらげようとしているのです。

最近は高齢者に限らず、若い人から中高年世代まで、背中や首を丸めた姿勢でスマートフォンを長時間使用している人が増えています。ずっと背中を丸めた姿勢で過ごしていると、将来的にロコモにつながる可能性が高まります。

そもそも、背中を丸めた姿勢は、見た目に美しくありません。当人たちは、自分の背中が丸まっていることに気づいていない場合がほとんどです、街のショーウィンドウに映った自分の姿を見てびっくりした、という声を耳にすることがあります。

普段から背筋を伸ばした姿勢を意識することで、ロコモの予防と改善、ひいては認知症対策、さらには見た目の美しさにもつながります。

そこで、簡単に姿勢が良くなる背中の体操（背筋伸ばし体操）を紹介しましょう。

まず、両足でつま先立ちをします。体がふらつくようなら、何かにつかまってつま先立ちをしてください。そのあと天井を見上げ、ゆっくり三つ数えたらカカトを下ろして顔を正面に戻します。

これを一〇回繰り返すだけで、どんなに背中が曲がっている人でもすっと伸びます。つま先で立つことで背筋が伸び、さらに天井に顔を向けることで、もっと伸びるのです。

最初はみなさん半信半疑ですが、体操を行う前と後に立ち姿の写真を撮り、ビフォー・

アフターをお見せすると、「うそーっ、こんなに変わるの？」と驚かれます。

もちろん、体操の効果は一時的なものです。大切なのは、自分のビフォー・アフターの写真を見て、姿勢に対する意識を変えることにあります。今までいかに不格好な姿で外を歩いていたのかを痛感し、背筋が伸びるだけで見た目が数倍も美しくなることに気づくと、日常的に姿勢を気にするようになります。ふと気づいたときに背中や首を伸ばし、一日一回は背筋伸ばし体操を行う。それが結果的にロコモや認知症の予防につながります。

仕事で長時間前かがみの姿勢を余儀なくされる人も、合間を見て、背筋伸ばし体操をぜひ行ってみてください。

昔ハマった音楽の振り付けで踊ってみよう

以前、ダンサーで振付師でもある真島茂樹《まじましげき》さんと雑誌の座談会でお会いしたとき、「マツケンサンバの振り付けは、認知症予防になりませんか？」ということで話し合ったことがありました。これはいいアイディアだなと思いました。

図6　脳も見た目も若々しくなる「背筋伸ばし体操」

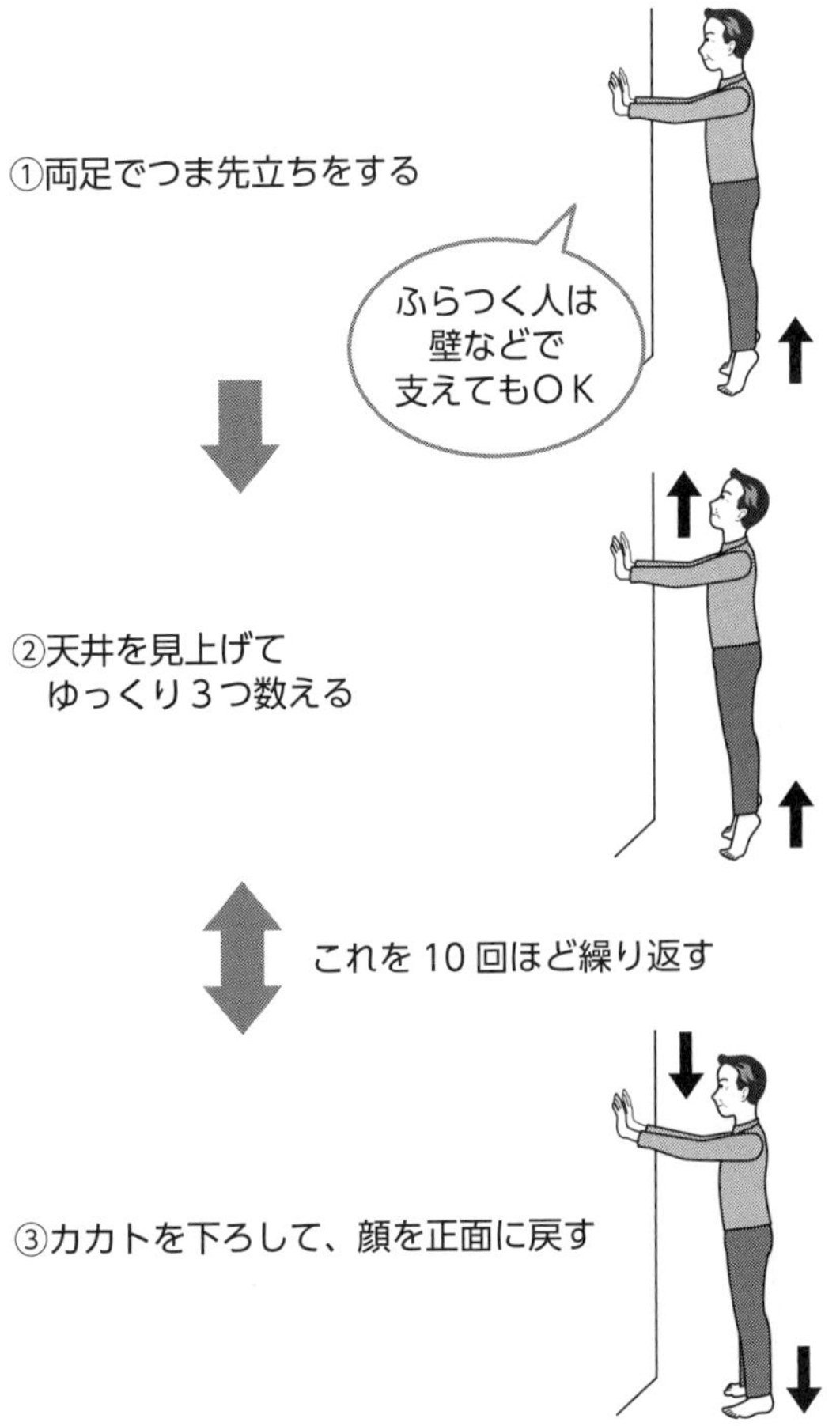
①両足でつま先立ちをする
ふらつく人は
壁などで
支えてもＯＫ
②天井を見上げて
ゆっくり３つ数える
これを10回ほど繰り返す
③カカトを下ろして、顔を正面に戻す

背筋が伸びて、姿勢が美しくなる感覚をつかむことで、
認知症やロコモの予防にもなる

最近は、腰や膝に痛みを抱えている高齢者の方がたくさんいます。とくに女性に多いのですが、そうした方に運動習慣を推奨しても限界があります。ですが、歌の振り付けに合わせて踊る程度なら大丈夫な人も多い。立って踊るのが無理なら、上半身だけでも振り付け通りに動かせば、運動の効果だけでなく、「振り付けを覚えて、その通りに動かす」という知的作業も加わりますから、認知症予防にもってこいです。

さらに、自分の好きな歌手の歌を仲間と一緒に踊れば、楽しみながら運動できます。

今の五〇代、六〇代は、ジュリー（沢田研二）の『勝手にしやがれ』や、西城秀樹の『ヤングマン（YMCA）』に代表されるような、特徴的な振り付けの歌を聞いて育った世代です。子どもの頃に真似して踊った経験のある人は多いでしょう。それは認知症予防に非常に有効です。

振り付けを覚えて毎日の運動習慣にするとともに、上手く踊れるようになったら、みんなの前でお披露目してみましょう。

一見、真面目そうな人が、ジュリーの振り付けを完璧に踊れたら、周りの人たちは間違いなく「おおーっ！」と驚いて感動します。『ヤングマン』も、五〇代以上なら誰でも知っている曲ですから、「Ｙ・Ｍ・Ｃ・Ａ」の歌詞のところで一緒に踊ってくれる可能性もあります。

認知症や生活習慣病の予防にもなり、コミュニケーションツールにもなる。一石二鳥です。歌いながら踊れば、軽い有酸素運動にもなって、前頭葉が大いに活性化されます。

五〇代、六〇代はディスコ全盛の世代でもありますから、歌謡曲よりディスコミュージックのほうが踊れるという人は、そちらを選択してもかまいません。いずれにしても、「えっ、あなたがそんな特技を？」

そんなふうに周囲の人を驚かせる技をいろいろ仕込んでおくと、認知症グレーゾーンと無縁の楽しい老後を送ることができます。新しいことに挑戦するのもいいですが、昔ハマったことをもう一度やってみるのも、若い頃に戻った気分になって、気持ちがリフレッシュされます。

認知症グレーゾーン対策のカギは「習慣化」

私の診ている認知症グレーゾーンの患者さんの中に、山本朋史《やまもとともふみ》さんという方がいます。ご存じの方もいるかと思いますが、山本さんは『週刊朝日』の元副編集長で、自分が認知症グレーゾーン（ＭＣＩ）と診断されたことを契機に、認知症へ進まないための取り組みに着手し、その体験を同誌に「ボケてたまるか！」というタイトルで連載。今は同タイトルで書籍化されています。五年経った現在もまだ問題は起こっていない状況です。

山本さんは「自分で頑張れば何とかなる」が口癖で、繰り返しおっしゃっているのが「習慣づける」ことの重要性です。これは私もまったく同感です。

認知症予防のポイントはいろいろあります。これまで紹介してきた運動のほか、第３章で取り上げる食事や睡眠なども含めて、すべて習慣化しないと効果は得られません。

痛み止めの薬のように、一粒飲んだら急性の痛みが数分でスッと消える。そんな都合のいい認知症対策の方法はありません。予防するうえでも、改善を図るうえでも、習慣にして生涯続けることが最も重要です。

良い習慣を身につける最大のポイント

そもそも、習慣というのは何のためにあるかというと、「めんどうくさい」ことを無意識にできるようにするためです。

たとえば、玄関で脱ぎっぱなしになっている靴を目にすると、知らない人の靴であっても、当たり前のようにそっと揃えてくれる人がいます。そうした人は、別にそれをしんどいと思わずにやっています。幼い頃からの習慣として、靴がひっくり返っていたら、誰の靴であろうが当然のこととして揃える。頭で考えなくても、体が自然に動くのです。

あるいは、会社勤めの方であれば、朝の忙しい時間帯に、顔を洗ったり、ヒゲを剃ったり、お化粧したり、髪にドライヤーをかけたりといったことを、普段は当たり前のこととして無意識に行っているでしょう。これも習慣として身についているからです。

ところが、仕事を退職して、家族もいない状況で過ごすようになると、朝起きる時間も不規則になり、顔を洗うことも歯を磨くことも億劫になって、あっという間にやらなくなるケースが多い。習慣を身につけるのは時間がかかりますが、習慣をやめるのは簡単です。これが認知症グレーゾーンへの入口ともなるのです。

一方で、ギャンブル依存、薬物依存などの悪い習慣は、始めるのは簡単ですが、断ち切るのは非常に大変です。

まるで正反対のようですが、実は良い習慣も悪い習慣も根っこは一緒です。どちらも長年繰り返し行うことにより、脳の線条体《せんじょうたい》と前頭葉の皮質の間に回路（サーキット）ができることで習慣化することがわかっています。勉強する回路ができれば勉強する習慣がつき、お酒を飲む回路ができれば飲酒の習慣がつきます。

しかし、「めんどうくさい」と思ってしまうと、線条体と前頭葉皮質の間で長年の繰り返しによって作られた回路はいとも簡単に消えます。良い習慣をやめるのが簡単なのはこのためです。これに対して悪い習慣は、むしろ本人にとっては「楽しい」ことばかりなので、こちらの回路を断ち切ることは難しいのです。

ですから、認知症や認知症グレーゾーン対策の「習慣づけ」は、良い習慣を楽しみながら行うことが大切です。人に言われて嫌々やっても、習慣の回路はできません。楽しいと思うことを見つけて、毎日続けること。これが最大のポイントです。

習慣化するコツ①――日常の習慣の中に挟む

あらたまって運動をやろうと思うと、これもまた人によってはストレスになり、途中で挫折しがちです。そんなときは、もともとある習慣の中に挟むというやり方があります。

朝起きて顔を洗い、そのあとコーヒーを淹《い》れて飲むことが日常の習慣になっている人がいたとします。その人が認知症グレーゾーンの予防のために、朝のジョギングを始めようと思うなら、顔を洗って頭がシャキッとしたら、コーヒーを飲む前にジョギングをする。そして、ジョギングを終えて帰宅したあと、ゆっくりコーヒータイムを楽しむ。

このように、いつも行っている習慣の間に新しい習慣を挟むと、わりあい自然に身についていきます。

習慣化するコツ②――一個ずつ習慣を作る

「新しい習慣は二つ以上作るな。一つずつ作れ」というのも、習慣づけの鉄則です。

あれもこれもと手を出す人がいます。たとえば、早朝からジョギングをし、昼は料理教室へ通って、その帰りにプールで水中ウォーキングをする、といった感じです。どれも良い習慣ですが、一つのことを完全に習慣化するまでは、その一つに専念しないと、結局どれも習慣化できずに終わってしまうことがよくあります。

悪い習慣をやめる場合も、一個一個やめることが原則です。タバコとお酒を同時にやめようとすると大きなストレスがかかって、どちらもやめられなくなります。

習慣化するコツ③――仲間と一緒にやる

仲間を見つけて一緒に習慣作りに取り組むことも大切です。

前にもお話ししたように、運動習慣を身につける目的の一つは、社会との交流を持つことにあります。いくら認知症にいい運動を行っても、一人で黙々とこなしていたのでは効果も半減です。

一人で行っていると、やめるのも自由です。三日もしないうちに「めんどうくさい」気持ちが抑え切れなくなり、結局やめてしまうパターンがよくあります。

これに対して仲間がいると、みんなが一生懸命に取り組んでいる姿を見て、自分も頑張ろうという気持ちが湧いてきます。そして何より仲間がいると楽しく取り組めますし、自分だけ勝手にやめられないという気持ちになります。「めんどうくさい」に歯止めがかかる。

認知症グレーゾーンの人にとって、孤独は絶対にNGです。孤独にならない習慣を作る。孤独と反対のことをする。これが原則です。

ジョギングも、一人でストイックに黙々と走るより、仲間と一緒に「一カ月後の大会にみんなで出よう」と共通の目標を立て、そこに向かって楽しんで取り組むような形が理想です。

習慣化するコツ④――自分へのご褒美を用意する

ある女性で、こんなケースがありました。早起きをしてジョギングをしたいと思っているのだけど、なかなか早起きすることができない。そこで、早く起きてジョギングをした日だけ、自分の大好きなスイーツをジョギングのあとに食べていいという、自分なりのルールを作った。そうしたら、どんなに眠くてもスイーツを食べたい気持ちのほうが勝って、早起きできるようになり、ジョギングを習慣化できたということでした。

これも、甘いものが好きという自分の習慣の中に、新しい習慣をはめ込んだわけです。ジョギングのあとに食べるスイーツの量にもよりますが、基本的にはグッドアイディアだと思います。

女性は自分が頑張ったときに「自分へのご褒美」といって、美味しいものを食べたり、高価な買い物をしたりする、という話をよく聞きます。これはとても良い方法で、脳の報酬系回路を刺激して、意欲の向上につながります。

習慣化するコツ⑤——やり慣れていることをする

まだ認知症グレーゾーンになっていない人が、予防のために一念発起して運動を始めるなら、今まで経験していない新しいことにチャレンジするほうが脳の活性化に効果的です。

一方で、気力の減退している認知症グレーゾーンの人が、まったく未経験の新しいことに挑戦するのはストレスになる場合があります。前出の山本さんのように「ボケてたまるか！」という意欲が残っている段階なら、チャレンジすることをおすすめしますが、グレーゾーンでも限りなく黒に近い状態の人は、自分のやり慣れている運動、さほど苦ではない運動を行ったほうが習慣化につながりやすいでしょう。

習慣化するコツ⑥——自分をほめる、人をほめる

良い習慣を身につけるテクニックとして、「自分ほめ」というのを私は提唱しています。

たとえば、私の場合は「ｔｏ ｄｏ リスト」を作成し、今日やることをすべて箇条書きにし、やり終えた項目に一つ一つチェックを入れていきます。やることを可視化することで頭が整理でき、やり終えたことを確認できるので達成感も味わえます。「こんなにやることがあったのに、全部やり終えたぞ。すごいな俺は」

そんなふうに、自分をほめます。そして、それを日々実践していると、たまたま人が見たときに、「ずっと続けているなんてすごいですね」などとほめられることも出てきます。人に見せたり、ほめられたりすることを目的にやっているわけではなくても、そう言われると、まんざらでもない気分になるものです。やりがいも生まれ、もっと頑張ろうという気持ちになります。

そして、さらに大事なのは、自分も人のことを意識してほめる。つまり「ほめ交換」をすることです。人もほめて、人から自分もほめられる。そんな良い循環が生まれたら、習慣を身につけることが楽しくなります。

第3章

最新医学研究でわかった、脳の老化予防に効果的なこと

――本当に効果が認められていること、たいして効果がないこと

認知症リスクと睡眠の深い関係

認知症グレーゾーンの予防と回復には、日常の生活習慣を見直すことも重要なキーワードとなります。

認知症との関係性が科学的に明らかにされている生活習慣としては、睡眠がまず挙げられます。最近は「睡眠負債」という言葉がマスコミなどでもよく使われていますが、睡眠不足が長年にわたって積み重なると、心身にさまざまな不調が表れてきます。認知症も例外ではありません。

睡眠の重要性1――睡眠中にアミロイドβが脳から捨てられる

睡眠に関する認知症の危険因子としては、睡眠時間が短いことと、睡眠の質が悪いことの二つが挙げられます。

最新の研究では、アルツハイマー型認知症の原因とされるアミロイドβなどの脳内沈着が、睡眠中に脳脊髄液《のうせきずいえき》によって脳の外へと洗い流されていることがわかってきました。睡眠時間と流される量が相関すると考えられるため、アミロイドβの蓄積を防ぐためには、十分な睡眠時間を確保する必要があります。

また、不眠はストレスホルモンであるコルチゾールの分泌を促します。このコルチゾールが多量に分泌されると、脳の海馬などの記憶を司る部分にダメージを与えてしまうことがわかっています。

ところが、日本人の平均睡眠時間は、ＯＥＣＤ（経済協力開発機構）加盟国の中でワースト一位となっています。アメリカ、イギリス、フランスなどの欧米先進諸国が八時間を超えているのに対し、日本は約七・四時間にとどまっています。

さらに、二〇一七年の厚生労働省「国民健康・栄養調査」では、四〇代、五〇代の約半数が、過去一カ月の平均睡眠時間が六時間未満と報告されています。

世界の中でも高齢化が進んでいる日本では、それでなくても加齢による認知症の急増が懸念される中、睡眠負債の改善は急務と言えます。

睡眠の重要性2――高齢者の夜更かしは認知症リスクを二倍に高める

夜更かしする習慣も、高齢者の脳に大きな負担をかけます。国立長寿医療研究センターの研究によると、七五歳以上の人は、午後九時～一一時に寝る人に比べて、午後一一時以降に寝る人では、認知症の発症リスクが約二倍も高かったと報告されています。

その理由として、夜更かしをすることにより、体内時計や生体機能のリズムが乱れることが影響している可能性が示唆されています。

睡眠の重要性3――三〇分以内の昼寝がボケを防ぐ

認知症を予防する睡眠ということでは、昼寝（仮眠）も重要です。

毎日、午後三時までに三〇分以内の昼寝をしている人は、認知症になるリスクを五分の一に減らせるのです。

ただし、一時間以上の昼寝をしたり、午後三時以降に寝てしまうと、夜の睡眠の質を下げてしまうため、かえって認知症のリスクを高めてしまうことも明らかになっています。

実は、日本の老人会の会長さんは三〇分以内の昼寝習慣がある人が多いという研究報告がありました。これを参考に、認知症に関して私が調査して得られたもので、アメリカの睡眠専門雑誌にも掲載されました。

認知症を防ぐには、午後三時までに、三〇分以内の短い昼寝をすることが効果的なのです。

睡眠の重要性４——質のいい眠りを導く環境の整え方

認知症を予防するという点から睡眠を考えると、まずは夜更かしをしないで午後一一時前には寝る習慣を身につけましょう。できれば若い頃から習慣づけしておくことが理想です。

そのためには、眠りやすい環境を整えることが先決です。電気をつけたまま寝る人もいますが、蛍光灯（ＬＥＤ照明）の光は睡眠を促すメラトニンホルモンの分泌を抑えてしまうので、寝るときには蛍光灯を必ず消します。真っ暗な部屋で寝ることに抵抗がある人は、慣れるまで間接照明を使用するといいでしょう。

枕の高さも眠りに影響すると言われています。どのくらいの高さがいいのかは諸説あり、個人差もあると思います。最近は寝具メーカーでオーダーメイドの枕を作っているところもありますから、自分に最も合った枕をプロに作ってもらうのもいいでしょう。

ほかに、寝るときは室温を低めに設定したり、就寝の二〜三時間前に食事や運動、飲酒を済ませることも大切です。また、就寝の一〜二時間前に入浴すると、ちょうど眠る頃に体温が下がり始めて眠りに入りやすくなります。

最近は、就寝直前までスマートフォンやパソコンを使っている人が多いことも問題です。これらの機器から発生するブルーライトは、ＬＥＤの蛍光灯と一緒でメラトニンの分泌を抑えてしまいます。少なくとも就寝の一時間前にはスマホやパソコンの使用を控えるようにしましょう。

睡眠の重要性５――認知症につながる睡眠時無呼吸症候群

睡眠の質が悪くなるもう一つの大きな要因として、睡眠時無呼吸症候群があります。睡眠時無呼吸症候群は、以前から脳梗塞や心筋梗塞の危険因子として知られてきました。それが認知症に対しても重大な引き金となることがわかってきたのです。

睡眠時無呼吸症候群というのは、就寝中に口蓋垂《こうがいすい》（のどちんこ）が後ろに下がり、のどに栓をした状態となって、一時的に呼吸が止まる状態が何度も繰り返される症状です。

睡眠時無呼吸症候群で就寝中に呼吸が止まると、その間、全身の組織が酸欠状態となります。脳も同じです。これが毎晩何度も繰り返され、数十年積み重なると認知症につながると言われています。

家族から「夜中にいつもライオンの唸《うな》り声のようないびきをかいて、途中で何度も呼吸が止まって怖い」と言われたら、間違いなく睡眠時無呼吸症候群です。

明らかな症状が見られるのに、本人が医療機関を受診するのを嫌がる場合は、いびきや寝言を拾ってくれるスマートフォンのアプリ（睡眠アプリ）を使い、本人に自分のいびきと呼吸停止の音を聞いてもらうといいでしょう。本人はゾッとするはずです。そのくらいの手間をかけてでも、いち早く解決しなければならない症状だと思ってください。

軽度であれば、マウスピースを使用することで治まる場合もあります。ただ、口に何かを入れて寝るのは違和感を覚える人も少なくありません。むしろ、「横向き枕」や「抱き枕」を利用して横向きに寝ることで症状を抑えることのほうが実践しやすいでしょう。

四〇～五〇代のサラリーマンの方から、お酒を飲まないと夜眠れないという声がよく聞かれます。仕事のストレスなどで大変なのはわかりますが、就寝直前の寝酒は睡眠の質を悪くし、睡眠時無呼吸症候群を悪化させます。アルコールによって筋肉が弛緩し、口蓋垂が後ろに下がりやすくなるからです。

七〇代、八〇代になって後悔しないように、早めに睡眠外来を受診し、眠りの質を良くする習慣を身につけておくことが、認知症の効果的な予防策となります。

食事の基本は体の「エコロジーのバランス」を保つこと

認知症対策においては、日常の食習慣も重要なキーワードとなります。

テレビや雑誌ではよく一つの食材や栄養素をピックアップし、認知症に有効な食品として紹介されています。ですが、「これさえ食べておけば認知症にならない」などという便利な食品は、残念ながらありません。サプリメントについても同様です。

認知症の予防と改善に役立つ食品はいろいろありますが、その中の一つだけを摂取しても効果は得られません。認知症はそんなに単純な病気ではないからです。

そもそも、食品を食べるということは、体の中に食品や栄養素のエコロジー（生態系）を作るということです。認知症が心配だからといって、「脳にいい」と言われるものだけを集中的に摂っていたら、体全体のエコロジーのバランスが崩れます。

体全体を健康に保つことが、「食べる」ことの原則であり、それが結果的に脳の健康にもつながります。

体の中にバランスのいい生態系を作るうえでは、いくつもの食品を上手に組み合わせて摂取することが大切です。

「まごたちはやさしい」食事は脳にもやさしい

一般の人を対象とした講演では「まごたちは（わ）やさしい」をいつもおすすめしています。これは体全体の健康管理に役立つ食品の頭文字を組み合わせて作られた造語です。

「ま」は豆類のこと。豆類の中でも、とくに大豆は〝畑の肉〟とも呼ばれる優秀なたんぱく源で、ビタミンやミネラル、食物繊維など、健康に欠かせない栄養素が豊富に含まれています。認知症対策においては、抗酸化作用（114ページ参照）を持つイソフラボンやサポニンが含まれていることも注目されます。

「ご」はゴマで、カルシウムや鉄、セレンなどのミネラル類、食物繊維、たんぱく質などの補給源として有効です。抗酸化物質のリグナンも含まれています。

「た」はタマゴです。食物繊維とビタミンCを除く、すべての栄養素がバランスよく含まれていて、とくに良質なたんぱく源として食卓に欠かせない食品です。

「ち」は乳製品で、三大栄養素をはじめとする健康に必要な栄養素がバランスよく含まれた準完全栄養食品と言われています。

「は（わ）」は、ワカメ、海苔《のり》、コンブ、ヒジキなどの海藻類を指します。マグネシウムやカルシウム、鉄、亜鉛など、不足しやすいミネラルが豊富で、食物繊維の宝庫でもあります。さらに海藻類には、脳の情報伝達を高める働きのあるＤＨＡ（118ページ参照）という脂肪酸も含まれています。

「や」は野菜で、ビタミン・ミネラル、食物繊維の補給源として優れています。緑黄色野菜に豊富なベータカロテンとビタミンCは、抗酸化成分としても注目されています。

「さ」は魚を指します。魚はたんぱく源として優れているほか、前記したＤＨＡをはじめとするオメガ3脂肪酸（118ページ参照）を豊富に含む希少な食品でもあります。

「し」は、シイタケをはじめとするキノコ類で、骨を丈夫にするビタミンＤや、食物繊維が豊富に含まれています。

「い」はイモ類です。イモ類は主食になるほど栄養価が高く、現代人が不足しがちな食物繊維が豊富に含まれているのも特徴です。

「脳にいい」「健康にいい」と世間で言われる食品ばかりを集中的に摂るよりも、これらの食品を毎日の食事の中で上手に組み合わせて摂取することのほうが、体の健康増進、ひいては脳の活性化にはるかに役立ちます。

加齢による体の抗酸化力の衰えをカバーするために

現代人の健康管理において、食品中の抗酸化物質は欠かせないものです。抗酸化物質は、あらゆる病気の元凶とされる「フリーラジカル」を排除する働きを持つ物質だからです。

フリーラジカルというのは不安定な構造をした分子で、すぐにほかの物質にくっついて、その物質を変性させる性質があります。「酸化」と呼ばれる現象です。体の中でフリーラジカルが多量に発生すると、体の組織が次々と酸化されて劣化してしまいます。雨ざらしの自転車が錆《さ》びついていくように、体内の組織も錆びついてしまうのです。

しかし、体の中ではエネルギーを生み出すたびに、否応なくこのフリーラジカルが産業廃棄物として一定量発生します。加えて、私たちの身の回りには、体内にフリーラジカルを生み出す要因があふれています。タバコの煙、排ガス、紫外線、食品中の添加物や残留農薬のほか、ストレスも体内にフリーラジカルを増やすと言われています。

いずれも、現代社会ではなかなか避けられない因子です。それでも多くの人が健康を保っていられるのは、私たちの体にはフリーラジカルが発生してもすぐに排除できるしくみがいくつも用意されているからです。

ところが、加齢とともにフリーラジカルを排除する力は衰えていきます。さらに、病気になったり、生活習慣が乱れていたりすると、フリーラジカルの暴走を抑えられなくなり、さまざまな障害が引き起こされてきます。

認知症もその一つとされています。脳の中で発生したフリーラジカルは、神経細胞を障害して脳の萎縮を促すと推測されているからです。

さらに、アルツハイマー型認知症の原因物質と目されているアミロイドβが脳に蓄積する背景にも、フリーラジカルが関わっている可能性が示唆されています。脳の中で発生したフリーラジカルが、アミロイドを攻撃してアミロイドβを必要以上に増やすとともに、アミロイドβの排出も悪くして、脳内での蓄積につながると考えられるのです。

認知症グレーゾーン初期のプレクリニカル（無症状期）の段階でも、すでにアミロイドβは認知症レベルの三〇～四〇％溜まっています。認知症グレーゾーンの症状が出てきた段階では、アルツハイマー型認知症にほぼ近い量のアミロイドβが蓄積されています。

ですから、プレクリニカルの段階や、遅くともグレーゾーン初期の段階で、アミロイドβの蓄積を抑えることが重要で、それができればアルツハイマー型認知症への進行は止められると考えられます。

そこで注目されるのが、食品中の抗酸化物質というわけです。

抗酸化力がとくに強い食品とは

脳の神経細胞を死滅させたり、アミロイドβの蓄積を促すフリーラジカルを退けるには、抗酸化物質を多く含む食品を積極的に摂ることが望まれます。外部から抗酸化力の強い物質を摂り入れることにより、加齢に伴って衰える体の抗酸化力をカバーするわけです。

「まごたちはやさしい」で紹介した以外の抗酸化物質としては、ポリフェノールがよく知られています。赤ワインが体にいいと言われるのも、ポリフェノールを含んでいるためですが、赤ワイン以外にもココアやブラックチョコレート、麦茶などもポリフェノールの有効な補給源となります。

そのほか、緑茶に含まれるカテキンや、ニンニクに含まれるアリシン、トマトのリコピン、カレーに含まれるウコンなどの抗酸化物質も、フリーラジカルの排除に役立ちます。

最近は水素水の抗酸化作用も注目されています。ＡｐｏＥ４型の遺伝子を持った人が水素水を飲むと、認知症グレーゾーンや認知症の予防に役立つという医学報告もあります。

また、海外ではイチョウの葉のエキスを薬にしたものが流通していますが、イチョウの葉にも強力な抗酸化物質が含まれています。

認知症の大敵・高血圧を防ぐための工夫

日本の食生活は、塩分の摂り過ぎがよく問題視されます。昔に比べるとかなり塩分の摂取量は減っているものの、厚生労働省の示す目標値には達していません。

厚生労働省は、一日あたりの塩分摂取量の目標値（成人）を、男性七・五グラム未満、女性六・五グラム未満としています。しかし、実際の日本人の一日の平均塩分摂取量は、男性一一グラム、女性九・三グラムとなっています（厚生労働省 平成三〇年「国民健康・栄養調査」）。

塩分の摂り過ぎは、認知症のリスク因子である高血圧の発症につながります。認知症を防ぐうえでは、若い頃から減塩を心がけたいものですが、塩辛いものが好きな人に減塩を実践してもらうのはなかなか難しいのが実情です。

自分で料理を作る人は、酢や柑橘系《かんきつけい》の果汁で調味したり、出汁《だし》でうま味を増すなどの工夫をすると、減塩による味覚の物足りなさをある程度カバーできます。

青魚、サケは認知機能の低下を抑える効果が期待できる

油脂は、「オメガ3《スリー》」と呼ばれる必須脂肪酸（体の中で作ることのできない脂肪酸）を

豊富に含んでいる亜麻仁油《あまにゆ》とエゴマ油が、最近はヘルシーな油として人気を呼んでいます。

オメガ3脂肪酸は、α-リノレン酸とＥＰＡ・ＤＨＡの三種類があります。亜麻仁油とエゴマ油に含まれるのはα-リノレン酸ですが、α-リノレン酸は体内に入るとＥＰＡ・ＤＨＡに変換されます。

一方、ＥＰＡ・ＤＨＡをダイレクトに摂取できるのが魚介類です。とくに脂の乗った青魚（マグロ、サンマ、イワシ）はＥＰＡ・ＤＨＡの宝庫です。

このうち、ＤＨＡには認知症の予防効果が期待されています。六〇歳以上の地域住民を対象にした研究では、血液中のＤＨＡ濃度が低い人に比べて、ＤＨＡ濃度が中程度または高い人は、一〇年後の認知機能が低下しにくいという結果が報告されています。

魚の好きな人は、脂の乗った青魚やサケをたくさん食べるといいでしょう。とくにサケは青魚が苦手な人でも食べられるうえ、ＤＨＡの含有量が最も多い（とくにカマの部分）のでおすすめです。

植物油としては例外的にオメガ3を含む亜麻仁油とエゴマ油は、野菜サラダにかけて食べるのが一般的です。加熱すると変性しやすいことから、炒め物や揚げ物に使えないのがちょっと残念なところです。

地中海料理に使われるナッツ類も効果的

世界的に見ると、WHO（世界保健機関）が推奨しているのは「地中海式ダイエットピラミッド」です（図7）。ダイエットと言っても、やせるための食事ではなく、地中海料理をお手本とした健康のための食生活をピラミッドで表したものです。

地中海料理は、地中海沿岸の国々で伝統的に食されてきた料理を指します。基本的に日本の食事と共通していて、動物の肉よりも魚や鶏肉が多く使われ、野菜も豊富です。日本食と大きく違うのは、地中海料理にはナッツ類がよく使われるところです。

アーモンド、クルミ、カシューナッツなどのナッツ類は、抗酸化作用を持つビタミンE、ポリフェノールといった成分が含まれており、認知症対策に有効です。そのほか、カルシウム、亜鉛、鉄などの不足しやすいミネラル類の補給源にもなります。

さらに、ナッツ類には動脈硬化の予防に役立つオレイン酸も含まれています。ナッツ類

図7　地中海式ダイエットピラミッド

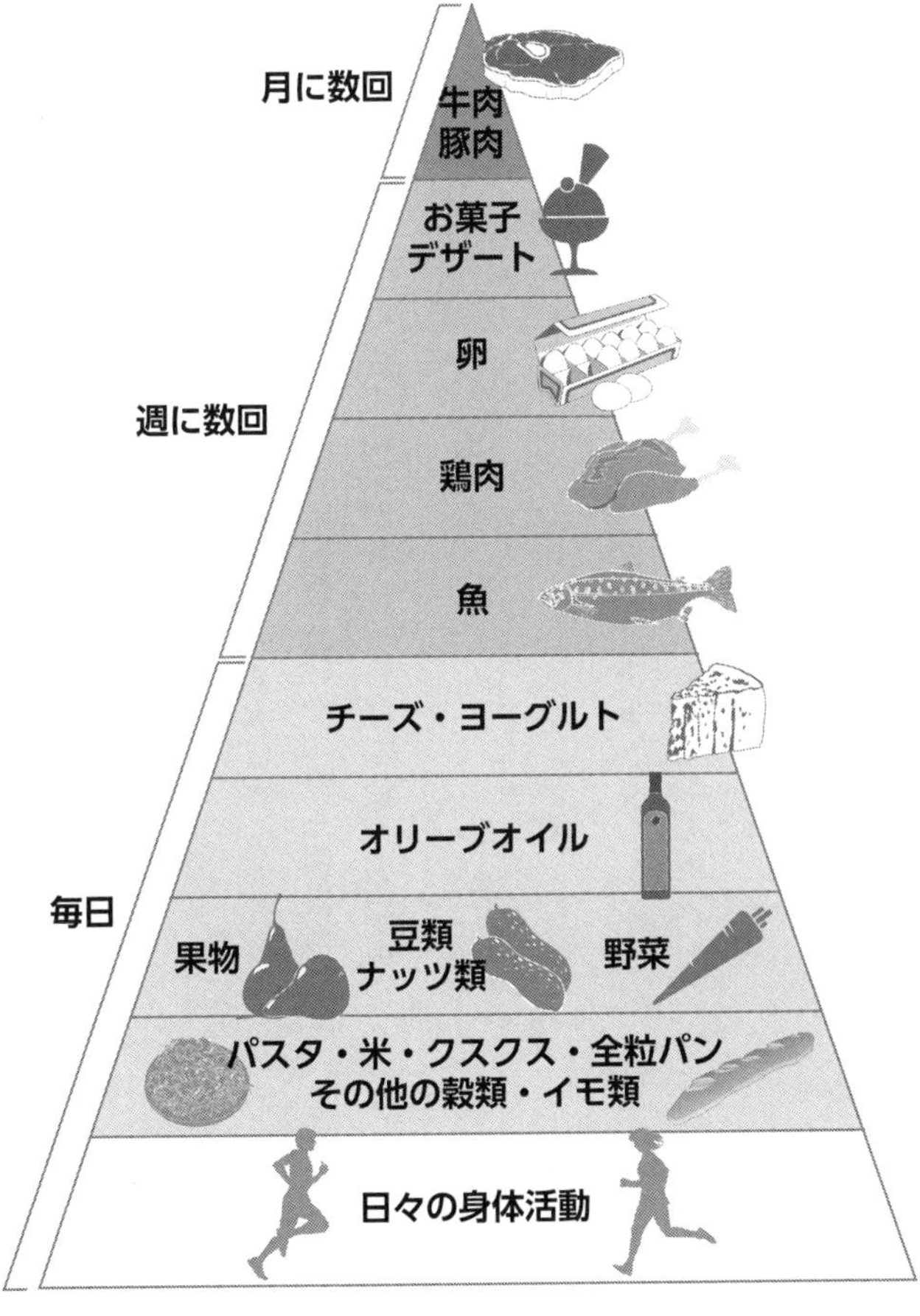

だけでなく、地中海料理に欠かせないオリーブオイルもオレイン酸の宝庫で、地中海料理の健康効果が注目されている大きな理由の一つでもあります。

　世界七カ国を対象とした一〇年にわたるアメリカの疫学調査では、北欧やアメリカに比べて、地中海沿岸の南イタリアやギリシャの人々は、心筋梗塞などの心血管病の発症率が三分の一以下で、ほかの病気の死亡率も最も低かったと報告されています。

　日本ではナッツ類はおやつの印象が強く、料理で使うのはホウレンソウのおひたしに和《あ》えるくらいがせいぜいでしょう。

　しかし、ナッツは豆類の一種ですから、日本人にとって馴染みやすい食品です。もっと料理に使用されるといいと思っています。インターネットで「ナッツ　レシピ」で検索すると、ナッツを使った料理がいろいろ出てきます。

　もちろん、ナッツ類はおやつとして食べてもかまいません。ゆでピーナッツなどは手軽に摂れておすすめです。

手軽な「トッピング料理」で栄養バランスを確保

日本の食生活の最大の欠点は、糖質過多である点です。日本人は昔からお米を中心に炭水化物の多い食習慣を送ってきました。加えて、「高齢者は肉をあまり食べないほうがいい」と言われた時期もありました。

最近は糖質制限を意識する人も増え、高齢者であっても、肉は優れたたんぱく源だから、魚と同じようにしっかり摂りましょうという風潮になってきたのはとてもいい傾向です。

しかし、高齢者の一人暮らし世帯では、ごはんと漬物でササッと済ませてしまうケースも少なくないと思われます。

私のクリニックに認知症グレーゾーンや認知症の診療で来られる方の多くは、たいてい質素な食生活を送っています。

お金がなくて食材が買えないわけではなく、認知症グレーゾーンに特徴的な「めんどうくさい」が始まっているため、どうしても簡単に食べられておなかがいっぱいになる炭水化物中心の栄養的に貧しい献立になっているのです。ごはんと漬物がメインとか、具のないうどんを主食にしていたりします。

食欲がないわけではないので、簡単に作ることができる栄養バランスのいい美味しい献立を提案すると、ある程度実践してくださいます。

高齢者の一人暮らしで、自分で料理を作ることが難しい場合でも、市販のレトルト食品を上手に組み合わせることで、一日の栄養バランスを整えることは可能です。

最も手軽なのは、キャベツやニンジン、レタスなどの野菜を刻んでパックした野菜サラダを購入し、そこにサバの水煮缶や納豆などを足して食べる〝トッピング料理〟です。野菜サラダを海藻サラダに替えたり、パック入りのごまをふりかけたりしてアレンジしながら、市販のゆで卵や乳製品と一緒に、このトッピング料理を一日二食食べると、「まごたちはやさしい」の九種類の食材を摂ることをほぼ達成できます。ナッツをトッピングするのもいいでしょう。

サバの水煮缶は使い勝手がよく、脳にいいといわれているオメガ3系の脂肪酸も豊富なのでおすすめです。一缶一〇〇円前後で購入できるのも魅力です。

食事は、脳の老化を食い止めるうえで非常に大きいと考えています。

将来的にコンビニエンスストアなどで、高齢者向けに「亜鉛が足りない人のための惣菜パック」「たんぱく質が豊富に摂れる惣菜パック」などが販売されると、より栄養バランスを取りやすくなると思っています。

認知症リスクを高めるアルコールとのつきあい方

大量にお酒を飲む人は、認知症になる可能性が高いことがわかっています。大量飲酒を続けていた人は、脳の萎縮が高い確率で見られ、アルコール性認知症という病名もあるほどです。ですから、お酒を飲むときは適量を守ることがとても大切です。

厚生労働省が推進する適度な飲酒量は、一日平均で純アルコール約二〇グラム程度とされています。これはビール（５％）なら五〇〇ミリリットルのロング缶一本、日本酒一合（一八〇ミリリットル）、ウイスキーはダブル一杯（六〇ミリリットル）、焼酎二五度ならグラス半分（一〇〇ミリリットル）、ワインはグラス二杯弱（二〇〇ミリリットル）、チューハイ（七％）三五〇ミリリットル缶一本に相当します。

女性はアルコール分解速度が遅いため、男性の半分から三分の二程度が適量とされています。

ただし、これらはあくまで平均的な数値であり、実際には人によって適量にかなりの差があると思われます。

医学の教科書には、アルコール性認知症は飲酒をやめると治ると書いてあります。本人の努力次第で回復できるということです。

一方で、認知症の親や伴侶の介護に疲れた人が、キッチンドリンカーになるケースもよくあります。たとえば、奥さんが初期の認知症で、ご主人は心を込めてケアをしているのだけど全然良くならない。そのうち、ご主人が苛立《いらだ》って朝からつまみも食べずにお酒ばかり飲むようになり、あるとき低栄養と脱水症状で倒れて救急搬送されたケースがありました。

このような場合、認知症グレーゾーンが原因で飲酒に歯止めが利かなくなっていることも珍しくありません。

できることなら、アルコールは飲まないに越したことはないというのが理想ではありません。

視力は重要。メガネの度は合っていますか

人間は情報の八割を視覚から得ています。そのため、視力が低下すると、脳へ送られる情報が大幅に減り、集中力や注意力など、あらゆる脳の機能低下につながります。認知症も例外ではありません。視力が落ちているのに眼科へ行かずに放置していると、認知症のリスクが二倍程度高くなるという疫学的なデータが、アメリカの公衆衛生学会で報告されています。

ところが、高齢者の多くが合わない眼鏡をかけているという話もあります。何年も前に作ったメガネを度が合わなくなっているのにずっと使い続けていたり、近視用と老眼用のメガネを二つ使い分けている場合、誤って老眼鏡で外出していることもある。もしかしたら、これらもまた認知症グレーゾーンの「めんどうくさい」からきている可能性も考えら

れます。

古いメガネをずっと使っていれば、度が合わないだけでなく、レンズに細かい傷がいっぱいついて余計に見えづらくなっているはずです。見た目にも美しくありません。でも、それが気にならなくなっている。老眼鏡で外出したことに気づいても、「まあ、ぼんやりでも見えればいいいか」で済ませてしまう。

そんなことをしているうちに、さらに視力が衰え、認知症グレーゾーンの症状が加速し、より早く認知症に進んでしまっている人が意外に多い可能性があります。ご家族など周囲の人は、高齢者のメガネも定期的にチェックしてあげることが大切です。

近視や老眼だけでなく、中高年になると白内障、緑内障を発症する人も増えてきます。

白内障は、目の中でレンズの役割をしている水晶体が白濁し、視界がかすんでものが見えづらくなっていく病気です。これに対して緑内障は、目から入ってきた情報を脳に伝達する視神経が障害され、視野の幅がだんだん狭くなる病気です。いずれも徐々に進行するため、自覚症状のない場合が多いのですが、放置すると同じように認知症の重大なリスクとなります。

視力が落ちると脳への刺激が減るだけでなく、外出が億劫になって社会交流が少なくなったり、新聞を読む、読書をするといった知的活動が減ったりすることも問題です。

逆に言うと、しかるべき時期に、しかるべき治療、しかるべき矯正を行っていれば、少なくとも視力の低下によって、認知症グレーゾーンや認知症になることを食い止められるわけです。

五〇歳を過ぎたら、定期的に眼科へ行き、その時々の自分の目の状態を調べるようにしたいものです。そうしたこまめなメンテナンスを日頃から行っているかどうかで、将来の認知症リスクは大きく変わってきます。

難聴を放っておいてはいけない

世界的権威のある医学雑誌で、科学的根拠が確認された認知症の原因のうち、一番大きなリスクとなっていたのが難聴だったと報告されています。中年期からの難聴は、高血圧や糖尿病以上のリスクといわれ、難聴がある人は、ない人に比べて一・九四倍も認知症発症のリスクが高いことがわかっています。

難聴になると、人とのコミュニケーションが取りにくくなります。その結果として、孤独からうつ状態となり、認知症へつながることが考えられます。

さらに、難聴になることで脳への聴覚刺激そのものが減少し、脳萎縮につながっている可能性も指摘されています。

聞こえづらさをサポートする器具としては、「補聴器」と「集音器」があります。同じように耳につけるものですが、集音器が単に周囲の音を大きくする器具なのに対して、補聴器はその人の聞こえにくさに応じて調整できる医療機器です。そのため、値段は一〇倍ぐらいの開きがあります。

どちらを使うにせよ、もし聞こえにくさを感じたら、まずは耳鼻科へ行き、聞こえにくくなっている原因を専門家に調べてもらうことが非常に重要です。

ちなみに、耳鼻科のお医者さんの間には「ご都合性難聴」というのがあるそうです。自分にとって都合の悪い話は聞こえないのに、悪口など自分の損得に関わる話はよく聞こえたりする現象です。家族や介護している方には驚きともやっかいとも感じられるようです。

歯周病の原因菌は、アルツハイマー型認知症の重大リスク

アルツハイマー型認知症の患者さんの脳に歯周病菌が存在することは、数年前からさまざまな研究で明らかになってきています。

つまり、通常は口の中で悪さをしている歯周病菌が、脳の中にも入り込み、アルツハイマー型認知症の発症および進行を促している可能性が指摘されているのです。

従来から、高齢になったときに、残っている歯の本数が少ない人ほど、認知症発症のリスクが高いことは知られていました。その理由として、歯の本数が少ないと、それだけ噛《か》む力が弱まって栄養状態が悪くなったり、噛まないことによる脳の血流低下、あるいは脳への刺激が減ることなどが挙げられていました。もちろん、そうした影響もあるでしょう。

しかし、前記の研究報告から、口内に歯周病菌が少ないことで、高齢になっても歯がたくさん残り、脳に歯周病菌が入り込むリスクが低くなって、認知症になりにくくなると考えることもできます。

いずれにしても、歯や歯茎が健康なときから、定期的に歯医者を受診し、口腔《こうくう》ケアを欠かさないことが、将来的な認知症予防につながることは間違いないでしょう。

禁煙は何歳からでもリスクを下げる

中高年者の喫煙は、認知症の発症リスクを高めることが明らかになっています。ただし、高齢になってからでも喫煙をやめた人では認知症リスクの増加は見られなかったと、同じ研究で報告されています。

これまで喫煙習慣のあった人も、今からやめれば認知症になるリスクを増やさずに済む可能性が高いわけです。

喫煙は認知症のみならず、多くの疾患のリスクとなります。動脈硬化、脳卒中、高血圧、糖尿病はその代表ですが、これらはすべて認知症の危険因子でもあります。

百害あって一利なし。この機会に喫煙をやめることが、人生一〇〇年時代を豊かなものにする大きなキーワードと言えるでしょう。

第4章

人生一〇〇年時代、いつまでも若々しい脳を保つ習慣

――いい年の取り方ができている人は「何をして」「何をしない」のか

認知症や認知症グレーゾーンは「孤独病」

ダイエーの創業者である中内　功《なかうちいさお》氏が社長だった時代に取締役秘書室長などを歴任し、兵庫エフエムラジオ放送社長も務め、『闘う商人』の著書がある社会学者の小榑雅章《こぐれまさあき》氏が、私の関わっている「ＭＣＩに関する集まり」の席によく来てくださり、あるとき次のようなお話をしてくださいました。

「人間は社会的な動物である。サラリーマンを辞めると男は社会性を失って習慣が廃れ、こたつに潜ってテレビを見てヒゲも剃らない。女は（年を取っても）勝手に群れてワイワイ刺激し合える。だけど男は、会社を辞めたあとは基本的に群れない。これまで培ってきた第一の社会性をリタイヤしたら、別の路線から第二の社会性として生み出すような産業がない。だから、リタイヤ後は第二の社会性を作る、そういう産業を創出することが大切で、ものつくりの時代でない時代に、日本が生き残る術《すべ》はこれだ」

このお話は、認知症や認知症グレーゾーンの予防と改善における大きな問題点を突いています。まさに、退職後の男性をいかにフォローしていくかということは、いつも私が頭を悩ませていることです。

とくに、家事一切を奥さんにまかせて、これといった趣味もなく過ごしてきた人は、奥さんが急に亡くなると、何もできない、やる気もない、話す相手もいない状況になってしまいます。

娘さんが心配して様子を見に行っても、認知症グレーゾーンの「怒りんぼう」の症状が出てくると、娘さんも寄り付かなくなってさらに孤独になり、認知症へまっしぐらになってしまいます。孤立や孤独は、認知症を誘発する最大の敵です。認知症は「孤独病」と言ってもいいくらいです。

近所の人が心配して、地域の交流会へ連れ出しても、男性の場合はなかなかその場に馴《な》染《じ》めないケースが多い。会社に勤めていた頃は、職場でうまくコミュニケーションが取れていた人でも、急に知らない人たちの輪に入っていくのは、男性は苦手な人が多いのですね。

とくにインテリはプライドが高いので、相手から声をかけてこない限り、世間話でわいわい盛り上がっている人たちの中に、自ら入っていくことはまずありません。

男性でも、営業の仕事をずっとしてきたような人であれば、雑談力がありますから、地域にもすぐ溶け込んでいける傾向があります。そもそも、そういう人は若い頃から地域の行事に積極的に参加し、ご近所づきあいにも熱心だったりします。

本来はそれが理想ですが、仕事が忙しい人はなかなか難しいのが現実でしょう。それでも、職場以外に親しくつきあえる仲間を作っておくことは、老後に孤立しないための重要なポイントとなります。

人にほめられると前頭葉が活性化する

男性に対してはプライドを上手にくすぐることが、やる気を呼び起こすきっかけの一つとなります。

あるデイケアでは、それまでコーヒーを自分で淹れたことのない年配男性に、コーヒーソムリエが本格的なコーヒーの淹れ方を指導しているそうです。高価なブルーマウンテンの豆を買ってきて挽《ひ》けば、素人が淹れてもうまいのは当たり前です。しかし、スーパーで一番安い豆を買ってきて、自宅で挽いて家族にふるまう。そうすると、いつもと全然違うコーヒーの味に家族が驚いて、「おじいちゃん、すごい！」となるらしいのです。

特別なことではなく、そうした日常の中で「さすが、お父さん」「さすが、おじいちゃん」と家族が自然にほめ称える環境を作れば、男性のプライドも保たれ、家族のコミュニケーションも良好になり、認知症グレーゾーン対策には最適です。

人をほめることの大切さは、日々の診療の中でいつも実感します。

認知症グレーゾーンの人に運動習慣を身につけてもらうときも、ご家族や周囲の人たちに「やらないことを責めるのではなく、小さなことでも本人の努力をほめてあげてくださ い」とお伝えします。ほめることで意欲が高まれば、脳の前頭葉に報酬系ホルモンのドーパミンが増えて、意欲の向上につながるからです。

「お父さん、今日も頑張ったね」とか、「運動を始めてから体が引き締まってイケメンになったんじゃない」と言われたら、誰だってまんざらでもない気分になります。脳の司令部の前頭葉が、「じゃあ、また明日もやってみようかな」と思えばしめたものです。

銀座のクラブなど接客業の女性が使う「さしすせそ」をご存じでしょうか。彼女たちは、お客さんに「さすが〜」「しらなかった」「すごい」「せっかくなので（またはセンスある）」「そうなんですか」といった「さ行」の言葉を使い回すことで、男性客をほめて気持ちよくさせているのだとか。

逆に、男性に対して使ってはいけないNGワードの「たちつてと」が、「たいしたことない」「違う」「つまらない」「適当」「とんでもない」だそうです。

お父さんやご主人に認知症グレーゾーンの傾向を見て取ったら、ぜひ「さ行」を意識して会話をするようにしてみてはいかがでしょうか。

まずは、お母さん（奥さん）の料理をほめることから

毎日ずっと家族の料理を作ってくれていたお母さんが、独立した息子が久しぶりに実家に帰ってきたのに、「料理を作るのが面倒だから外食にしよう」とか、「近所のスーパーで買ったお惣菜でいい？」と言うようになったら、これも危険サインです。

そうしたときは、「外食でもかまわないけど、お母さんの料理は昔から美味しいよね」とほめてみます。そして「今日は僕が作るから、お母さんも一緒に台所で味見してよ」と声をかけてみるのもいいでしょう。

お母さんの表情が嬉しそうに変わったら、回復の可能性は十分期待できます。

できれば、たびたび実家を訪れて母親と一緒に料理をし、「小学校の遠足でいつもお母さんがお弁当に入れてくれた卵焼きは本当にうまくて、友だちにうらやましがられたよ」といった話をすると、お母さんはとても喜ぶと思います。

認知症グレーゾーンの初期の段階であれば、何気ないそんな会話の積み重ねだけでも、脳は大いに活性化します。意欲の向上にもつながるでしょう。

専業主婦は、美味しい料理を毎日一生懸命に作っても、家族からほめられることはあまりありません。家族にとってはそれが当たり前になっているので、美味しいと思っても、口に出して「これ、美味しいね」と言ってくれる家族はそれほど多くないでしょう。

だから、あらためて家族にほめてもらうと、お母さんは本当に嬉しいものです。自分の存在価値を認められた気持ちにもなるでしょう。ほめられ慣れていないお母さんほど、家族からほめられたときの効果は大きくなります。

前出の小榑氏は、次のような話もされています。

「人は他人がいるからこそ、自分を感じる。一人寂しく好きな歌を歌っても楽しくはない。人が拍手し、ほめてくれるからこそ嬉しくなる。そんな他人がいないと感じるのは孤独だ。孤独な老後では生きがいはない。われわれの働きとしては、ほめる。ほめることによって、孤独を取ってあげる。そんな他人になることだ」

小榑氏が重視するのは「社会脳」。要するに、社会生活を送るうえで一番大事なことは、人と人がお互いに恩恵を与え合う〝互恵性《ごけいせい》〟で、「我思う、ゆえに我あり」ではなく、「我ほめられる、ゆえに我あり」。そういう考え方で生きていくことが、とても大切だということです。

「人をほめる」ことは、いつか自分に返ってくる

ご家族の中には、「先生、毎日ほめるというのは結構大変です。私がほめてもらいたい

ぐらいです」とおっしゃる方もいます。

お気持ちはよくわかります。認知症グレーゾーンの人の中には、怒りんぼうになる人も多く、そうした感情の起伏の激しい人の傍らにずっといて相手をするだけでも大変なのに、ほめてあげなければならないとなると、ご家族の心身の負担は計り知れません。自分がほめてもらいたいと思って当然です。

そんなとき、私はいつも次のようにお話しします。

「情けは人のためならず、です。人をほめてあげると、巡り巡って、あなたもいつか誰かにほめられる。そうするとまた、あなたも誰かをほめたくなる。そういう世の中はステキだと思いませんか」

日本には「陰徳《いんとく》」という言葉があります。陰徳というのは、前述した〝互恵性〟の最も崇高な形で、人にほめられなくても認められなくても関係ない。私はやりたいからやっているんだ、という奉仕の精神でやっていると、気がつくと他人から最大の評価を得られる。

それが陰徳です。

そんな人が存在するのかと思うかもしれませんが、スーパーボランティアと呼ばれている尾畠春夫《おばたはるお》さんなどは、まさにそうです。今でこそ有名人ですが、世の中に知られるずっと前から、尾畠さんはさまざまな被災地へ駆けつけてコツコツとボランティアを続けてこられたと聞いています。たまたま二〇一八年に、山中で迷子になったお子さんを救助したことがきっかけで存在が注目され、日本中から称賛される人になりましたが、そのあとも変わらぬ姿勢を貫いて、八〇歳を超えた現在も人のために奔走されている。本当に素晴らしいことです。

巡り巡って、自分がほめられるようなことができている人が一番すごい。おそらく、本人にとっても、大きなやりがいを感じているからできるのだろうと思うのです。

生きがいの追求こそ、認知症対策の真髄

認知症対策を行ううえで最大のキーワードは「生きがい」を持つことです。生きがいの追求が最も脳を活性化します。

ある関西の実業家は、生きがいの三箇条として、「愛されること」「感謝されること」「必

要とされること」を挙げておられます。要するに、あなたはいい人だね、いいことをしてくれて助かっています、だからあなたを必要としています。この三つが揃ったら生きがいがある。これで面白くない人生だとは、ふつうは言わないだろうというわけです。

認知症グレーゾーンの人は、自分が病気だという認識はなくても、どうも変だ、愛されていない、感謝されていない、必要とされていない、みんながよそよそしいと、おそらく薄々感じています。

だから、周囲の人から注意されたりすると、強がって怒りで返してしまう。おそらく、もがいているのだと思います。生きてきた歴史の中で経験しなかったもがきがある。周囲の人たちが、そのことを理解し、「愛して」「感謝して」「必要としている」ことを随時伝えると、本人の意識を変えることにもつながります。

「生きがい」というのは日本独特の概念ですが、「英語で表現するなら『satisfaction,out of life（人生から得られる満足感）』だろう」と私に教えてくれたのは、ケースウエスタンリザーヴ大学の神経学教授、ピーター・ホワイト博士です。同氏は、アリセプトなどの現在のアルツハイマー型認知症の治療薬の原理を最初に提唱した方で、アルツハイマー型認知症研究の世界的権威です。

つまり、生きがいにもいろいろあるが、最も深い生きがいというのは、今までの人生の中から引き出していく満足感であろうと。この英訳が一番いいとおっしゃっていました。

自分の人生を振り返ってみて、みんなに感謝されて喜ばれ、努力してきた甲斐があった、という満足感が得られたら、こんな素晴らしい生き方はないでしょう。

もちろん、それほど壮大な生きがいでなくてもいいのです。たとえば、私の家の近所に、毎朝道路の掃除をしてくれている人がいます。仕事でやっているのではなく、無償の社会貢献としてやっておられる。これはすごいなと思います。そういう人がいないと道路は汚れたままになります。近所の人にとってはかけがえのない存在です。その男性自身もいきいきとしてやっている。まさに、先ほどお話しした生きがいの三箇条と合致します。

人から求められる自分を目指す

人から求められているという感覚は、究極の脳トレだと私は思っています。

八〇歳、九〇歳になっても各分野で活躍しておられる人はたくさんいます。活躍できるのは、その人の能力の高さもさることながら、求めてくれる人がいるからです。人に求められる自分になろうと考える人は、見えないところで努力しています。

たとえば、二〇二〇年四月、新型コロナウイルス感染症の拡大により特別措置法に基づく緊急事態宣言が全都道府県で発令されました。「不要不急なことは控えるように」というお達しが出た際、仕事の自粛を余儀なくされた人たちから、「自分のやっていることは世の中に必要ないことなのか」という声が聞かれました。あの時期は、少なからずそうした考えに陥った方がいたと思います。「自分は必要ないのか」と考えてヤケクソになり、朝からお酒を飲んでだらだらした生活をしていた人もいたかもしれません。

一方、そんな状況にあっても「人に求められる自分であろう」と考え、自分のできることを見つけて努力した人は、まったく違う未来が待っていると私は考えています。

緊急事態宣言で仕事を休業せざるを得なくなったのなら、今、自分にできることを考える。いつも奥さんに家事をまかせ切りだった男性なら、自宅待機になったことを良い機会と考え、家の隅から隅まで掃除したり、食事はすべて自分が作ったり、子どもの遊びにとことんつきあったり、目の前のできることで誰かに貢献していく。あるいは、人のあまりいない時間を見計らって、近所のゴミを拾う、マンションの雑草を抜く。そんなことでもいいのです。

自分が世の中において必要な人間かどうかは、自分が決めるのではなく、人が決めるものです。常に人に求められる自分であろうと考えられる人は、誰かの役に立つことをモチベーションに変えることができます。

ボランティア活動を初めて体験した人が、「こちらのほうが元気をいただきました」と逆に感謝の言葉を言うのも同じことです。誰かの役に立っているという手応え。これは脳にとてもいい影響を与えます。

夢中になれる趣味や特技のある人は脳も若い

自分が夢中になれる趣味や特技を持っている人は、最も幸せだと思います。

たとえば、掛け軸を作ることを趣味にしている方がいます。すでに趣味の範疇《はんちゅう》を超え、書を貼り付けて一幅《いっぷく》の作品にできる技を持っている。篆刻《てんこく》の技術を身につけている人も結構いらっしゃいます。

こうした技術を持っていると、自分自身のやりがいが得られるだけでなく、人に求められて作る機会も増え、とても喜ばれる。これがさらに自分の意欲の向上につながります。日曜大工の得意な人もニーズが高く、喜ばれますね。

絵を描いたり、手芸をしたり、といった手指を使う習い事も、脳の刺激になります。音楽では弦楽器がとくにおすすめです。

絵画療法や音楽療法で、認知症グレーゾーンの進行が抑えられている人もいます。すべての人に同様の効果が得られるかどうかは証明されていませんが、もともと絵や音楽が好きな人は、認知症対策というより、生きがいとして始めてみるといいでしょう。

先日、ＮＨＫの番組に脚本家の橋田壽賀子《はしだすがこ》さんが出演されていて、御年九四歳（当時）と聞いて驚きました。若い頃から脚本を書いて社会に発信し続け、現在も高い評価を受けていて、執筆意欲も旺盛でいらっしゃる。だからこそ、認知症や認知症グレーゾーンと無縁のまま九四歳になってもお元気でいられるのだろうと思いました。

自分が持っている知識やスキルを社会に還元する

定年退職するまでずっと仕事一筋で、趣味も特技もないという人でも、パソコンを使い慣れている人は、それが特技として十分通用します。サラリーマンにとっては、パソコンを操作できることは当たり前でも、自営業や一般の主婦の方たちの中には、スマートフォンは使い慣れていてもパソコンは触ったこともないという人が結構います。

たとえば、私は二〇一九年から厚生労働省の「老人保健健康増進等事業」の一環として、いくつになっても「人生をカッコよく」を目指すプロジェクトを、認知症グレーゾーン対策の研究を進めている企業有志（ＭＣＩリング）と一緒に始めています。

同プロジェクトは、全国を回って各地域の人たちに、認知症予防のポイントをお話しし、認知機能の向上に役立つＩＴ機器やゲームを体験してもらって、それぞれの地域で認知症の予防に取り組むきっかけを作ることを目的としています。

私が最も力を入れているのは、地元の人たちの努力で運営していくためのしくみ作りです。女性の方たちは、自分が将来的に認知症にならないように、パソコンの使い方を覚えようとすることに積極的に取り組んでくれます。しかし、男性にやる気になってもらうのは、やはりここでもなかなか難しい。

それでも、パソコン操作に慣れていない女性が、「画面が急に動かなくなった」「プリンターが動かない」と言って困っているようなとき、現役時代に仕事でパソコンを使っていた男性が、「こうしたら直りますよ」とサポートすると、女性たちに非常に喜ばれます。機械に明るい男性はとても頼りにされる。そうすると、男性もやりがいが出てきて、今まで家に閉じこもりがちだった人も、これをきっかけに地域の人たちと交流を持つようになったりします。

ですから、認知症予防のために、今から新たなことを勉強し直さなくても、自分が今までの人生で身につけた知識やスキルを、誰かのため、社会のために還元することができるわけです。

最近、こんな話も聞きました。ある地域では年末に恒例の餅つき大会があって、いつも年配の男性が餅をついていたのですが、ある年から若い男性にも手伝ってほしいと要請があり、三〇～四〇代の男性が駆り出されました。でも、三〇～四〇代の人たちは餅をついた経験がないから、体力はあってもうまくつけない。

結局、六〇代、七〇代のベテランの方たちが、「今どきの若いやつらは餅もつけないのか」などとぼやきながら、いきいきと餅をついて見せたと言います。結果的に、その餅つき大会は、年配の男性たちが自分の存在価値を再確認する場になっていたようです。

サバイバル術や雑学知識は、コミュニケーションに最適

高齢者がキレやすいのは、自分に対する周囲のリスペクトが足りないと感じることが大きな要因になることは、前にお話ししました。それならば、年を取っても周囲からリスペクトされるように、自ら努力して〝得意技〟〝裏技〟を身につけておくことが先決です。

サバイバル術のネタを仕込んでおくのも良い方法です。たとえば、指にトゲが刺さって皮膚の奥へ入ってしまったとき、五〇円玉を使うと簡単に引き抜けます。五〇円玉の穴の部分をトゲの刺さっている周囲に当てて押すと、トゲが自然にニュッと押し出されてくる

のです。

あるいは、海や川で溺《おぼ》れそうになって、何もつかまるものがないとき、自分のズボンを脱いで、すそを結んで空気を入れると、二分ぐらいは浮き輪代わりになります。非常食の缶詰を開ける缶切りがないときは、アスファルトの上で円を描くようにこすると外れる。そんな話をすると、周囲の人が感心するだけでなく、実際に災害が起こったときに役立ちます。

日常生活で役立つ雑学ネタとして、私がよくお話するのが、ネクタイに歯磨き粉がついてしまったときの落とし方です。これは私自身の経験から得た知識ですが、水でごしごし洗ったりすると、粉がますます生地《きじ》に入り込んで広がってしまいます。歯磨き粉がついたら、まずはドライヤーで乾かし、歯磨き粉がカピカピに固まったところで輪ゴムでこする。そうすると、ポロポロと小さな固まりになってきれいに取れます。ついでにもう一つ、歯磨き粉の効用をお伝えすると、茶渋のついた湯呑み茶わんも、歯磨き粉を使って洗うと、歯磨き粉が研磨剤となり、指でこするだけで茶渋が見事に落ちます。

そういう〝得意技〟〝裏技〟をいくつか仕込んでおくと、退職後、新しい社会に出ていくうえで、手軽なコミュニケーションツールとなり、第二の社会性磨きの足掛かりとなります。自分が笑顔になるためには、自分のほうから周囲の人を笑顔にする努力が必要です。そうすれば、腹を立てる必要もなくなりますし、孤独になることもなくなるでしょう。

会社を退職しても社会と関わり続ける

私の知人に、ある大企業を定年退職したあと、数年間、社会的な活動をせずに静かに暮らしていた男性がいました。彼が六〇代後半になった頃、私のところへ来て、「最近もの忘れをするんだ」と言うので、「そろそろ社会活動を再開してみたらどうか」と伝えたところ、一念発起してアルバイトを始めました。資格試験を行う会場で見回りをする試験監督の職についたのです。

彼が言うには、勤務先から最初に分厚いマニュアル本を渡されて、そこに試験監督としての教室内での歩き方や、試験開始前の説明の仕方、その他の注意事項など、事細かに仕事の内容が書いてあり、それをすべて読み込んで頭に入れ、月四回程度、時給一〇〇〇円で始めたと言います。

本当は無償でもよかったのだけど、お金が発生すると責任感が違ってくるので、時給一〇〇〇円で働くことにしたのだそうです。

初任給が出た日、彼は私のところへ再びやってきて、「アドバイスをしてくれた君にこれを」と言って、初めての給料で買ったハンカチを私にプレゼントしてくれました。戸惑っている私を尻目に、彼は大真面目な顔で次のように語り始めました。

「会社を退職してから数年間、緊張感のない生活を送ってきた。アルバイトを始めて久々にMUST《マスト》のある日々を送り、気が張るが、仕事を終えたあとの清々《すがすが》しさは格別だった」

この話を聞いて、社会と関わり続けることが、生きるうえでいかに大切なことかをあらためて実感しました。

さらに、彼は初出勤の日、現場でマニュアルにはない自分なりの工夫を三つ提案したと言います。

一つは机の並べ方で、最前列の席を一歩下げると、答案用紙の配布や回収の際にスペースが生まれること。二つ目に、最後列の席は一歩前に出して、空いたところに椅子を二～

三脚置くと、試験官が後ろから観察しながら休めること。三つ目は、入口の横の机を下げたほうが出入りの邪魔にならないこと、でした。

これらの提案はすべて採用され、彼の言う通り効率よく仕事ができたそうです。このことが勤務先で高く評価され、当初は一〇〇〇円だった時給が、一五〇〇円に上がったそうです。

彼のキャリアを考えれば、時給一五〇〇円でも安すぎるくらいの金額ですが、もともとお金を稼ぐことが目的ではないので、彼には金額は関係ないのです。

とにかく、お金をもらって仕事として関わるからには、絶対に手を抜かずに準備万端整えて当日を迎え、自らの能力を活かしてよりよい労働環境を整備し、そのうえで緊張感を持って働いて、勤務先から評価された。だからこそ、格別な清々しさを味わえたのでしょう。

その後、彼から「もの忘れ」の相談を受けることはぐっと少なくなりました。

脳を刺激する最大の手段は「異性との交流」

奥さんに先立たれた男性は、社会で孤立しやすいというお話を本章の冒頭でしました。それでも、こうした人が認知症グレーゾーンから回復する大きなきっかけとなるものがあります。それは異性との交流です。脳を活性化させるうえで一番手っ取り早い方法は、やはりそこなのですね。

たとえば、ある九〇代の男性は、奥さんに先立たれたことをきっかけに、最初は渋々デイサービスへ通い始めました。真面目を絵に描いたような無口な人物で、現役時代は仕事一筋で生きてきた方でした。

ところが、デイサービスで若い女性スタッフに囲まれ、細やかなサポートを受けるうちに、すっかり人間が丸くなり、デイサービスから戻ると、その日の出来事を娘さんに楽しそうに話すようになった。娘さんは戸惑っていましたが、その男性にとっては九〇代で第二の人生がスタートしたような気分なのだと思います。

別のもう一人の九〇代の男性も、もともと家に閉じこもっているタイプの方で、当初はデイケアへ行くことに強い拒否感を示していました。ところが、あるときデイケアで八〇代の優しい女性と出会い、彼女とおしゃべりするのが日々の楽しみとなって、頻繁にデイケアへ通うようになったと言います。それからは表情も豊かになり、人生を楽しんでいることが家族にも伝わってきたそうです。

社交ダンスは認知症対策に最適

異性との交流で脳を活性化するという意味では、社交ダンスにチャレンジしてみるのも非常にいいと思います。

一九九六年に『Ｓｈａｌｌ ｗｅ ダンス？』という映画が大ヒットしましたが、あの映画の主人公のように、それまでダンスにまったく縁のなかったような人が思い切って挑戦してみると、その後の人生が大きく変わることもあります。

ダンスを踊ること自体が適度な運動になりますし、姿勢も良くなります。つまり、「カッコいい」の実践です。また、正しいステップの踏み方を覚えるには、今まで使ったことのない脳の領域をフル稼働することになり、認知症対策には最適です。

さらに、おしゃれなドレスやタキシードを着て、異性とペアで踊るという非日常の世界は、脳を大いに活性化します。運動の習慣づけにはうってつけです。

社交ダンスの教室には、さまざまな人生を送っている人が集まっているはずです。そうした場で新しい人間関係を築いておけば、退職後の人生がより豊かになることでしょう。少なくとも「キレる老人」にはならないと思います。

若いうちからメモする習慣を身につけておくメリット

認知症グレーゾーンの人は、認知機能を改善するための対策に取り組むと同時に、今の生活を維持するための方法も身につける必要があります。とくに仕事をしている人は、自分の記憶力や集中力・注意力が大幅に低下していることをしっかり自覚したうえで、それによるミスを防ぐための対策を事前に準備しておきましょう。

正直、認知症グレーゾーンの人が責任ある仕事を続けていくことは、とても大変です。しかし、ある習慣を身につけておくと、高度な仕事でも続けることが可能だということを、二人の患者さんを通じて実感しました。

二人は大手企業のトップの役職にある方たちです。認知症で直近の出来事は二～三歩歩いたら忘れるくらいの重症度ですが、それにもかかわらず、二人の奥さんは口を揃えて「うちの夫は一日のスケジュールを完璧にこなしています」と言い、ダブルブッキングをしたり、約束の時間を忘れたりすることはないそうです。

なぜそのようなことが可能なのかと言いますと、二人には共通した習慣があります。それは、どんなことでも必ずメモを取るということです。何かをしたり、誰かから話を聞いたり、約束したりしたときには、すぐにその場でメモを取る。そして、数分から一〇分くらいおきにそのメモと時計をチェックし、「今は何時だから、あと三〇分後にこれをやるんだ」と確認をしていると言います。だから、記憶に残っていなくても、メモを見るたびに思い出し、リマインドされて仕事をこなせているわけです。

この二人から学んだ、メモを活かすためのポイントは三点です。

第一に、メモを取る手帳を一冊に決めます。せっかくメモを取っても、複数の手帳やノート、チラシの端などに書き散らかしていたのでは、認知症でなくても、どこに何を書いたのか忘れてしまい、その都度、必要な情報を確認できません。一冊の手帳にしか書かないことが大原則です。

第二に、メモを取る手帳は、ネームカードフォルダーに入るサイズの、小さくて薄いものを使います。メモした手帳をスーツのポケットや鞄に入れておくと、どこに入れたのかを忘れてしまうので、一〇〇円ショップでも売っているネームカードフォルダーに入れ、首からぶら下げておくのです。これなら、傍目《はため》に見ても不自然ではないですし、備忘録を置き忘れる心配もありません。

第三は、こまめに手帳を開いて、メモしたことを確認する習慣をつけます。認知症グレーゾーンの人のうち、メモをしっかり取る人は一〇％程度で、それを見返す人は一％程度にすぎません。メモしたことを忘れてしまうからです。

ですから、認知症グレーゾーンになる前から、メモを取ることを習慣づけておくことが重要なのだということを、お二人の姿を見てあらためて学びました。

メモするときは必ず三つの要素を

私も、一冊の手帳にすべてのメモをまとめて書いています。「一行日記」と名づけていますが、仕事のスケジュールも、個人的な約束も、勉強のエッセンスも、すべてこの一冊に書いています。

たとえば、今日の日付のところを見て「一七時、上野○○亭、同窓会」と書いてあれば、時間と場所、用件が一目瞭然でわかります。

ポイントは、最低でも三つの要素を書いておくこと。「夕方、同窓会」だけでは、あとから見返して、「あれ？　場所はどこだったか……」と、ど忘れしてしまうこともあります。しかし、三つの要素を書いておけば、思い出せなくなることはまずありません。今は二つでも大丈夫だと思えても、将来に備えて必ず三つの要素をメモする習慣をつけています。

そして、毎晩寝る前にもメモを見直し、今日は何をしたのかを振り返り、明日は何をするのかを確認します。メモを読み返すことはとても重要で、過去のことも日付をさかのぼればわかるので、過去と現在の出来事の整合性を頭で整理するうえでも役立ちます。

私の診ている患者さんの中に、何十年も日記を毎日書き続けている方がいます。日記帳のページが真っ黒になるほどびっしり事細かに毎日の出来事を記しているのですが、読み返す習慣がないのがもったいない。これではせっかくのメモの効用を活かし切れなくなってしまいます。ですので、この患者さんには、時々でも、時間を置いて読み返してみることをおすすめしています。

メモを取るときは、落ち着いてきれいな文字で書く習慣を身につけておくことも大切です。私の脳はまだ大丈夫だからと、いつも走り書きをしていると、それが習慣になって認知症グレーゾーンになったとき、正しくメモを取れなくなります。

あるいは、「あとでメモしよう」と考え、後回しにする習慣をつけてしまうことも好ましくありません。メモは同じ手帳にその都度つけて、頻繁に見直す。これをぜひ若い頃から習慣づけておくといいでしょう。

パニックへの対応力を高めるための脳トレ

前出の週刊朝日の元副編集長で認知症グレーゾーンの山本さんから、「大事な場面でパニックに陥らないための脳トレのゲームを開発してほしい」と、私のところに依頼がありました。

これはかなりの難題でした。そもそも、本番で慌てるからこそパニックを起こすのであって、ゲームの中で現実と同じようなパニックを起こすほどの緊張感を感じてもらうのは至難の業《わざ》です。

パニックの課題とは何だろうと考えた末に考案したのが、同時に二つ以上の知的作業を限られた時間内でこなす脳トレでした。

たとえば、小銭とお札の入った財布を渡して、一分以内に財布から三七二三円をピッタリ出す。あるいは、引き出しに食器や財布、診療カード、鍵などをグチャグチャに入れておき、今から病院へ行くので保険証と診療カードを一分以内に探し出す。そうしたことを要求されると、たいていの人は焦ります。つまり、二つのことを限られた時間内で同時にやろうとすると非常に焦る。

その結果どうなるか。一番多いのは、慌てて一つもクリアできずに終了時間を迎えるパターンです。辛うじてお札だけ出せたり、保険証だけ見つけたりできるのはごく一部で、認知症グレーゾーンの人で段取りをつけて首尾よく両方を完了できる人はほとんどいません。さらに、財布の中に韓国のウォンやアメリカのセントのコインを交ぜておくと、難易度がグッと上がります。

ただし、二つのことを限られた時間内で行うといっても、体を動かしながら知的作業をするタイプの脳トレとは違います。階段を上り下りしながら俳句を作るということであれば、片方は考えなくていいので、パニックを起こすまでには至りません。知的作業を二つ同時進行で行うところがポイントで、そこにさらに、人が見ているとか、残り時間が一分しかないという状況が加わると、焦りが増幅されるわけです。これは現実の社会にも当てはまります。

認知症グレーゾーンの人は、注意力と集中力が衰えているため、二つ以上のことを同時に行うのは苦手です。しかし、社会生活の中では二つ以上の作業を同時に要求されることは珍しくないので、そこでパニックに陥る場合がよくあります。

普通のビジネスマンの方でも、翌朝までに複数の仕事を仕上げなければいけないようなとき、「これもやらなきゃ、あれもやらなきゃ」とパニックになり、間に合わなかったらどうしようとか、余計なことばかり考えて時間を浪費してしまう。そんな場面があると思います。

そういうときは、まずはやるべきことをすべて書き出してみます。前述した私が財布をなくしてパニクったときのように、財布をなくしたのなら警察へ届けよう、クレジットカードは再発行してもらえればいい、といった具合に、このあと自分がやるべきことを一つずつ書きだしていく。

そうすると、段取りを司る前頭葉が整理されて冷静になれます。自分はいったい何が不安で、なぜさっきから心臓がドキドキしているのかを落ち着いて分析できるようになります。

デュアルタスクで前頭葉と頭頂葉を活性化する

同時に二つの動作を行う「デュアルタスク」は、前頭葉の活性化に非常に有効です。

いつでもどこでも手軽にできるデュアルタスクとしては、「すりすりトントン」がよく知られています。

片方の手のひらを机に乗せて前後にすりすり滑らせながら、もう片方の手は握った状態で机をトントン叩きます。一〇回やったら、両手の動きを反対にして、さらに一〇回行います。

単純な動きなので、最初はあたふたしても、二～三回繰り返すうちに誰でもできるようになります。机がなくても太ももの上でも行えます。仕事をしているときに「集中力が落ちてきたな」「イラついてきた」「忙しくてパニックを起こしそうだ」と感じたときは、「すりすりトントン」で前頭葉を活性化してください。

デュアルタスクは、日常生活の中でよく行っていることでもあります。電話をしながらメモを取ったり、歩きながら話をしたり、テレビを見ながら洗濯物をたたんだり、そうした「ながら動作」はすべてデュアルタスクです。健康な人にとっては当たり前にできる動作ですが、認知症グレーゾーンが進んでくると、「ながら動作」を行うことが難しくなります。

日常生活の中で、最も難易度の高いデュアルタスクが、料理を作ることです。

料理を作るときは、二つどころかマルチステップで高度な作業を行っていることは、すでにお話ししました。ですから、料理を作ることも、認知症の予防に非常に効果的です。

デュアルタスクは、前頭葉とともに頭頂葉《とうちょうよう》も大いに刺激します。頭頂葉は、方向感覚や距離感を司る部位です。

たとえば、大都市の大きな駅には、たいてい構内の見取り図が掲示されています。現在地の記載もありますから、自分の向かう方角と同じ方向に掲示されていれば誰でもわかります。ところが、九〇度違う方向で掲示されていたりすると、「もうわからない」という人が結構います。一方で、どのような方向で設置されていても、頭頂葉が活発に働いている人はすぐに読み取ることができます。

図8　前頭葉を活性化する「すりすりトントン運動」

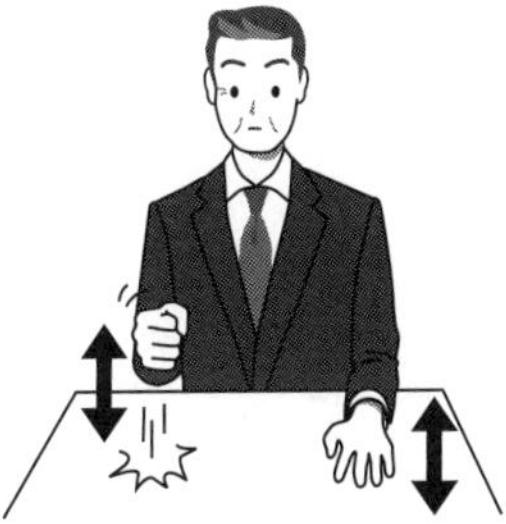

①片方の手のひらを、机や自分の太ももの上に乗せて、前後にすりすり滑らせる。同時に、もう片方の手は握った状態で上下にトントンと動かす

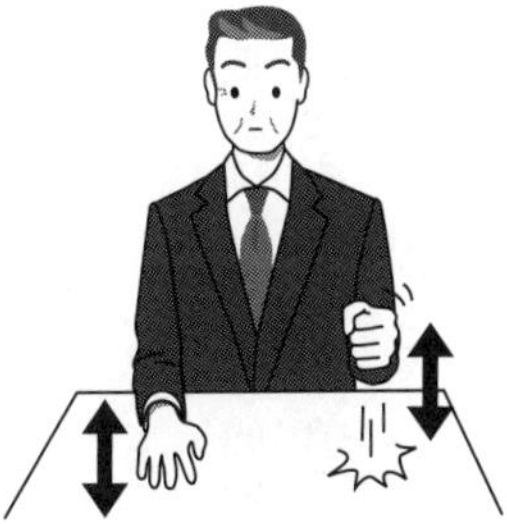

②①を 10 回ほど行ったら、両手の動きを反対にして、さらに 10 回ほど行う

脳の前頭葉を活性化するので、認知症予防だけでなく、仕事で集中力が落ちてきたり、心を落ち着けたりしたいときなどにも効果的

つまり、自分の頭の中に描いている位置と、目に見える位置情報（場所認識）を対応させる力を司っているのが頭頂葉です。

認知症グレーゾーンが進行すると、頭頂葉の働きも鈍ります。「最近、道に迷いやすくなった」「地図が読めなくなってきた」と感じたら、頭頂葉の働きが低下しているサインです。高齢になってもお出かけを楽しむためにも、日頃からデュアルタスクを行って頭頂葉の働きを高めておきたいものです。

余談ですが、インターネットで表示される地図は、自分が向いている方向と東西南北の関係がわかりづらいことから、頭頂葉の働きが衰えている高齢者では使いこなせる人はほぼ全滅です。これは認知症対策以前の問題として、改善していただきたいと願う次第です。

終章

認知症を過度に恐れるより、今どうするか

――グレーゾーンになってもならなくても、豊かな人生を送るコツ

認知症になっても、その人らしく豊かに生きることはできる

認知症グレーゾーンや認知症と診断され、もの忘れなどの症状が出てきても、その人がその人らしく生きられる環境で生活していれば、ふつうに暮らしていくことは可能です。もちろん、家族や周囲の人たちの理解やサポートは必要ですが、その人が人間らしく生きられる援助なり、理解を得られる場であれば、認知症の有無に関係なく心豊かな暮らしができます。

そもそも、昔から認知症の人はどの地域にも一定数いました。それでも、家族を含めて周囲の人たちは「年寄りはこんなもんだ」と思い、たいして気にとめなかった。日がな一日寝ていようが、次々ともの忘れしようが、ちょっと怒りっぽくなろうが、年寄りだから仕方がないと思い、大騒ぎする人はそんなにいなかったと思うのです。

昔は長生きする人の絶対数が少なかったので、現在の日本の状況と単純に比較することはできませんが、それでも認知症に対する社会の許容度が今よりもっとゆるかったと推測

されます。

現代社会では、高齢者の増加はもとより、認知症に関する知識が不十分な形で広まったこともあり、認知症への不安や偏見が増大しているように思われます。

認知症は、加齢と遺伝が大きなリスク要因となって発症しますから、社会の高齢化が進んでいる日本では、長生きをすれば誰もが避けられない病気です。だからといって、認知症を過度に恐れる必要はありません。たとえば、

「うちの親が認知症になり、もの忘れがどんどんひどくなって困った行動が増え、別人のように変わってしまったら、自分は仕事と並行して介護できるのか心配です」

という声を聞くこともあります。

そんな相談を受けたとき、私はいつも「過度に恐れる必要はありませんよ」とお伝えします。

現在は介護保険制度が充実していますので、その制度を活用すれば家族の負担はかなり軽減されます。症状の進み方もさまざまで、すべての認知症の人に周囲を困らせる周辺症状が起こるわけではありません。かりに困った行動が見られたとしても、専門医の指導の

もとで適切に対応すれば、症状がやわらいだり、治まったりすることもあります。

いずれ自分も家族も認知症になるという前提で

繰り返しますが、長生きをすれば誰でもいずれは認知症になります。遺伝的要因がなくても、ふつうは九〇歳になったら六〇％、一〇〇歳になったら九〇％は認知症になると言われています。

ですから、認知症や認知症グレーゾーンを過度に恐れるより、いずれ自分や自分の親もなることを前提に、認知症グレーゾーンになっても社会との交流を維持できるように、元気なときからいくつかの策を講じておくのがベストです。

これまで紹介してきた「自分が楽しいと思う運動を習慣化する」「新しいことに積極的にチャレンジする」「メモを取る習慣をつける」「栄養バランスのいい食習慣を心がける」「睡眠の質を良くする」などです。

これらのことは、認知症予防に限らず、健康な人が社会生活を送るうえでも大切なことです。とりたてて認知症を意識せずに、毎日ジョギングすると気持ちがいいとか、メモを取る習慣は効率よく仕事や家事を進めるうえで役立つとか、睡眠をしっかり取って栄養バランスのいい食事をしていると肌がきれいになって化粧の乗りがいい、といった理由でもかまいません。とにかく、できるだけ若い頃から習慣化することが望まれます。

そうした生活を続けていると、認知症の発症を先送りできる可能性も出てきます。加齢に伴い、誰でも認知症になるリスクは避けられませんが、寿命の先まで先送りできれば、長生きしても認知症にならずに済むわけです。

グレーゾーンの段階で対処するには家族の力が必要

認知症グレーゾーンになったとしても、初期の段階であれば回復できることは何度もお話ししてきました。

認知症グレーゾーンの段階で、本人はさまざまなサインを出しています。そこに周囲の人たちがいかに早く気づき、回復が期待できる段階で適切な対応をするか。これがとても大切です。

認知症グレーゾーンの人は、「最近、もの忘れが増えたなあ」と思いつつも、まさか自分が認知症のカウントダウンが始まっているとは気づいていません。

ですから、初期の段階で受診に結びつけるには、家族や周囲の人が気づくしかありません。もの静かな父親が、最近ささいなことでイラついたり、怒鳴ったりするようになったとか、外交的で多趣味だった母が家でぼんやりしていることが増えたなど、いつもと様子が違うと感じたら、46〜47ページのチェックテストの項目と照らし合わせてみましょう。

当てはまる項目が多かったり、当てはまる項目は少しだけど、自分の親の変化とよく似ていたりすると感じたら、本人としっかり話し合ったうえで、専門の医療機関を受診することをおすすめします。

医療機関で認知症グレーゾーン（ＭＣＩ＝軽度認知障害）と診断がついても、現在のところ決定的な治療薬はありません。本書で紹介してきたような対策に、自分で取り組むことが治療の主体となります。

それでも、専門の医師から「軽度認知障害」と診断されることにより、本人とご家族の意識は大きく変わります。これがとても大切です。

軽度認知障害と診断されたときの三つの反応

認知症グレーゾーンと診断されたときの本人の反応は、次の三つに大きく分けられます。

＊早期発見、早期絶望型

せっかく早期に発見できたのに、「もう自分はダメだ」と絶望し、家に引きこもって、朝から酒浸りの毎日を送ったりしてしまうタイプ

＊否認型

自分が認知症グレーゾーンであることを受け入れられず、考えないようにしたり、家族に「自分の前で認知症の話をするな」と威嚇《いかく》したりするタイプ

＊徹底抗戦

認知症グレーゾーンと診断されたことで脳が刺激され、それがモチベーションとなって、認知症予防に積極的に取り組み始めるタイプ

これら三つのタイプのうち、徹底抗戦を続ける人が最も悪化しにくい傾向にあります。「四人に一人は回復するのだから頑張ろう」と奮起し、食事の栄養バランスを整えたり、ジムに通って運動機能を高めたり、仲間とカラオケを楽しんだりしながら、前向きな姿勢で、日々、認知症対策に取り組んでいる人はやはり強いです。

これに対して、否認型のタイプは、英語圏の諺《ことわざ》にある「砂漠のダチョウ」です。外敵が砂漠の向こうから迫って来ているのに、砂の中に頭を突っ込んで見えないことにしてしまう。つまり、現実逃避して思考を止めてしまうので最も厄介です。

もちろん、明確に三つのタイプに分かれているわけではありません。昨日は徹底抗戦していたけれど今日は絶望しているとか、否認している人でもこっそり認知症予防に関する

本を何冊も読んでいたりするなど、入り交じっているのが普通です。

そこをうまくサポートし、徹底抗戦の方向へ誘導するのが、家族や私たち専門医の役目です。

第4章でお話ししたように、やらないことを責めるのではなく、できたことをほめる。これを周囲の人が徹底して行うと、本人のやる気が向上していく場合が多くなります。

認知症は治らないけど、進行しない人もいる

認知症グレーゾーンの段階で食い止めることができなかったとしても、絶望的な気持ちになることはありません。認知症になると元に戻ることは困難ですが、認知症になっても症状が進行しない人がいるのも事実です。

私の診療している患者さんの中にも、アルツハイマー病と診断されてから四年たっても、症状がまったく変わらない方もいらっしゃいます。最初は誤診かと思いましたが、脳を画像検査するとアミロイドβは確かに溜まっていて、アルツハイマー病であることは間違い

ない。それでも、症状が進行しない人は確かに存在するのです。

世界的によく知られているケースでは、アメリカのある修道女が一〇一歳で大往生された際、認知症の症状は一切出ていなかったのに、脳の病理解剖でたくさんの老人斑や神経原線維変化が見つかったことが報告されています。

つまり、脳の画像検査では明らかに認知症と診断されても、すべての人が同じように認知症の症状を発症するわけではないということです。

では、症状が出ない人はどういう人なのかというと、まだよくわかっていません。ただ、脳の変性だけが原因ではないことはうかがい知れます。おそらく、その人のこれまで歩んでこられた生き方や生活習慣などが影響していると考えられます。

私の診療経験から言うと、認知症グレーゾーンから回復される方は、どちらかと言うと社会貢献に積極的で、何事にも興味を持っていろいろなことにチャレンジする好奇心旺盛な人が多い印象があります。とくに一人暮らしの女性の高齢者は、認知症グレーゾーンの進行が遅い傾向があります。女性の場合、ご主人を亡くして一人になると、自分で何でもやらなければならなくなりますし、子どもたちに心配をかけないようにと、より自立した生活をしようとする方が多くなるからです。このことは、アメリカの研究で実証的に示されています。

治療薬の開発も進んでいる

認知症グレーゾーンに対する治療薬の開発も進んでいます。今、最も注目されているのは、アデュカヌマブと呼ばれる薬です。

アデュカヌマブは、従来の治験《ちけん》では失敗と評価されていました。どういうことかと言うと、認知症の薬のような重要な薬を新しく作る際、最近はアジア、ヨーロッパ、アメリカの三極において、同時に同じ条件で治験を行い、三極の結果が合致すると、世界的なグローバルスタンダードとして認められる風潮にあります。

アデュカヌマブも、最初はそうした形で治験が行われました。しかし、明確な結果が得られなかったため、二〇一九年の春に治験がいったん中止になったのです。

ところが、その後、これまで蓄積された複数の地域のデータをあらためて解析したところ、早めに気づけば効果が期待できることがわかりました。そこで、今はＦＤＡ（アメリカ食品医薬品局）に認可の申請がなされています。これから第3相試験（臨床試験の最終段階）が始まり、早ければ二〇二一年の春にはアメリカで発売され、日本も追随するかもしれません。

既存の認知症の薬としては、たとえばアリセプトがよく知られています。アリセプトは、アルツハイマー型認知症の人の脳内で減少しているアセチルコリン（神経伝達物質）を分解する酵素を阻害する作用があります。これによって、衰えた脳に〝喝〟を入れます。

一方、アデュカヌマブは、アルツハイマー型認知症の元凶とされている脳に蓄積されたアミロイドβを除去する働きがあります。ほかにもシナプスの変性を防ぐなど、この病気の成り立ちに対する根本的な作用が報告されています。そのため、認知症の初期や認知症グレーゾーンの段階で服用すれば、進行を食い止めることが期待されているのです。

私のクリニックでは、治験において九人の認知症グレーゾーンの方にアデュカヌマブを処方しています。私の感触としては、今までの薬は二階から目薬だったのが、五〇センチ上から目薬を差すぐらいになりました。軽度なら元に戻る可能性があり、個人的にはかなり希望を持っています。

　この薬が日本で保険適用となり、誰でも手軽に処方してもらえるようになるにはまだ時間がかかるでしょう。それでも、悲観することはありません。本書でお話ししてきたような、自分でできることを習慣化することにより、薬を使わなくても認知症を予防したり、進行を抑えたりすることはできるからです。

町単位で認知症予防に成功した「利根プロジェクト」

　実際に、薬を使わなくても町全体でしっかり対策を講じたことで、認知症予防ができたケースがあります。茨城県の利根《とね》町の住民を対象とした「利根プロジェクト」です。

　同プロジェクトでは、二〇〇一年から利根町の六五歳以上の住民約二〇〇〇人を対象に、認知症予防に効果的な運動・栄養・睡眠を実践してもらい、一〇年以上にわたって追跡調査を行ってきました。

　運動は、自宅で行う創作体操と、二カ月に一回、参加者に集まってもらって行う筋力トレーニング。栄養はＤＨＡ（１１８ページ）や抗酸化物質（１１４ページ）の入ったサプリメントの摂取。睡眠については、夜の睡眠の質を高めることと、三〇分以内の昼寝を習慣づけることを、専門家の指導のもとで実践してもらいました。

その結果、利根町は茨城県下で介護保険の受給率がトップクラス（介護サービスを受ける人が多い）だったのが、二〇〇九年頃から現在に至るまで、受給率の低さでずっと県内一位になっています。利根町では、同プロジェクト以外にも、さまざまな活動を取り入れていますから、それらの総合的な結果と思われます。

それでも「利根プロジェクト」の意義は三つあると考えています。

一つは、住民の意識変容が行動変容につながったということ。つまり、運動を行うことの大切さを根気強く伝えたことにより、住民の健康意識が高まり、地域ぐるみで体操や筋力トレーニングを当たり前のこととして行う習慣が定着したのです。これは同プロジェクトが成功した最大のポイントと言えます。

二つ目は、「利根プロジェクト」と命名し、町全体で取り組んだこと。個々人に努力を委ねるのではなく、町を挙げて町民がみんなでさまざまな複合的な活動を行ったことも注目すべき点です。

三つ目は、一〇年以上にわたって地域ぐるみで継続できたという、住民の方々の粘り強さも大きな原動力となったのは確かでしょう。

「新しい生活様式」は認知症対策において大きな曲がり角

「利根プロジェクト」の成果などを踏まえ、ここ数年、国が力を入れてきた認知症予防対策の要は、全国津々浦々に高齢者のための「通いの場」を作ることでした。「通いの場」というのは、地域の集会所や公民館などの公的施設を利用し、地元に住む高齢者が集まって体操をしたり、脳トレをしたり、趣味を楽しんだりする場を作る取り組みです。

この取り組みの最大の本義は、人との交流にあります。もちろん、運動による体の機能の低下防止や、脳トレによる脳の活性化なども大切ですが、認知症にならないために頑張って「運動しましょう」「勉強しましょう」という単純な話ではなく、一つの場に集まって、仲間とともに自分の好きなことを楽しむことで、社会性を維持する、社会性を育《はぐく》む。

これこそが認知症対策の根幹であり、「通いの場」の最大の目的でした。

心理学者の多湖輝《たごあきら》さんが二〇一一年に著した『100歳になっても脳を元気に動かす習慣術』という本の中で、これからの高齢者には「キョウヨウ」と「キョウイク」が必要と書かれています。キョウヨウは「教養」ではなく「今日用」で、キョウイクは「今日行く」。つまり、今日用事があって、今日行くところがある。これが高齢者の認知症対策には非常に大事で、それを具現化したのが「通いの場」とも考えられます。

ところが、二〇二〇年の春から、新型コロナウイルス感染症の拡大により、三密が避けられない「通いの場」は、現在、機能停止の状況に陥っています。高齢者施設などでは、自粛生活によって心身ともに機能が落ちているという報告が出ていることは、「はじめに」でもお話ししました。「通いの場」を失った高齢者にも、認知機能の低下を含めて、同様のことが起こっていることは容易に推測されます。

新型コロナの終息には少なくとも数年はかかるでしょう。そうした中で、今後どのようにして高齢者の社会交流を保持していくか、今はそこが国の認知症対策の大きな課題となっています。

リアルでもオンラインでも、前向きに楽しめば脳は活性化される

理想としては、高齢者の人たちにパソコンの操作方法を身につけていただき、オンラインで交流することが望まれます。しかし、実際のところ、高齢になってパソコンの操作を覚えることは容易なことではありません。

そもそも、若い頃からパソコンを使い慣れていた人であっても、加齢や認知症グレーゾーンの進行により、パソコンから遠ざかる傾向があります。今まで当たり前のようにパソコンを使っていたのに、キーボードの入力に手間取ったり、文書の保存場所を間違えたりといったことが増え、パソコンを使うことが嫌になって、やめてしまう人が多いのです。

ですから、高齢者にパソコンを使った社会交流をすすめることは現実的ではなく、「さて、どうしたものか」と考えていたとき、私の診療している八〇代の男性から、思いがけない話を聞きました。ここではKさんとお呼びします。

その日、いつものように受診に訪れたKさんは、私の顔を見るなり、「先生、私ね、最近、Ｚｏｏｍ《ズーム》飲み会を仲間とやったんです。これが本当に楽しくて、二時間も飲んですっかり酔っぱらってしまいました」と笑顔で言うのです。

詳しくお話を聞くと、Kさんは七〇代の頃から皇居を一周するジョギングを続けていて、そこで出会った人たちと仲良くなり、いつもジョギングを終えたあと、みんなで乾杯しながらランチを楽しむことが日課だったそうです。

ところが、新型コロナウイルス感染症の拡大により、ジョギングに出かけることを控えなければならなくなり、仲間との交流も途絶えてしまった。そんな状況が半年以上続いて寂しく思っていたとき、六〇代の仲間の一人から連絡があり、「みんなでＺｏｏｍ飲み会をしましょうよ」と誘われたと言います。

Kさんはとても嬉しかった半面、最初は相当迷ったそうです。パソコンの操作自体は、七〇代になってから習得し、普通にメールを送ったり、インターネットの検索サイトで調べものをしたりしていたのですが、認知症グレーゾーンが始まったここ数年は、パソコンを使うことを避けていたからです。

Ｚｏｏｍ飲み会には参加したい。でも、パソコンを操作する自信がない。そんなふうに躊躇していた彼の背中を押してくれたのは、ほかでもない仲間でした。電話をくれた六〇代の男性が、Ｚｏｏｍの使い方を何日もかけて電話で根気強く教えてくれたと言います。

おかげで、しばらく遠ざかっていたパソコンを再び使ってみようという気持ちになり、Ｚｏｏｍの接続も無事にできて、半年ぶりに仲間たちと画面を通して再会できた。それが嬉しくて、二時間も飲み続けてしまったというわけです。

認知症グレーゾーンであってもなくても〝今を楽しもう〟

Ｋさんの場合は、高齢者や認知症グレーゾーンの人が、パソコンを使って社会交流するうえで参考になる点がいくつかあります。

まずは、周りにＺｏｏｍ飲み会に誘ってくれる仲間がいたこと、そしてその仲間がＫさんに根気強くＺｏｏｍの操作法を教えてくれたこと。これが非常に大きかったと思われます。さらに、オンラインでつながることにより、仲間と飲み会ができるという嬉しさがモチベーションとなり、あらためてパソコンにトライしてみようと思う動機づけになったことも間違いないでしょう。

もちろん、Kさんのような例が、すべての高齢者に当てはまるわけではありません。

Kさんは過去にパソコンを使用していた経験があったにもかかわらず、再トライすることを躊躇しました。だとすると、パソコンに触ったことのない高齢者の方が、今からパソコンの操作を覚えることは、かなりハードルが高いと考えられます。

パソコンを使うことが難しい場合は、スマートフォンから始めてみるのも良い方法だと思います。スマートフォンなら、相手がビデオ通話の設定で電話をかければ、本人は何の操作をしなくても、顔を見ながら会話ができます。遠くに住んでいて、ずっと会えていないお孫さんの顔を見ることもできる。一人暮らしの自粛生活で、一日中ほとんど人と話をしていないような高齢者にとっては、それだけでも気持ちが上向きになる大きな原動力になるはずです。

また、普段は遠くに住む高齢の親と、それほど連絡を取り合っていなかった五〇代、六〇代の人たちも、新型コロナウイルスの感染拡大という思いがけない事態に直面したことで、逆にまめに連絡を入れるようになったケースも少なくないようです。それが結果的に、親御さんの気力の向上につながったり、親の認知機能の低下にいち早く気づくきっかけになれば、この未曾有《みぞう》の事態も決して無駄ではなくなります、そう思える日が来ることを心より願っています。

青春新書
INTELLIGENCE

こころ涌き立つ「知」の冒険

いまを生きる

〝青春新書〟は昭和三一年に——若い日に常にあなたの心の友として、その糧となり実になる多様な知恵が、生きる指標として勇気と力になり、すぐに役立つ——をモットーに創刊された。

そして昭和三八年、新しい時代の気運の中で、新書〝プレイブックス〟にその役目のバトンを渡した。「人生を自由自在に活動《プレイ》する」のキャッチコピーのもと——すべてのうっ積を吹きとばし、自由闊達な活動力を培養し、勇気と自信を生み出す最も楽しいシリーズ——となった。

いまや、私たちはバブル経済崩壊後の混沌とした価値観のただ中にいる。その価値観は常に未曾有の変貌を見せ、社会は少子高齢化し、地球規模の環境問題等は解決の兆しを見せない。私たちはあらゆる不安と懐疑に対峙している。

本シリーズ〝青春新書インテリジェンス〟はまさに、この時代の欲求によってプレイブックスから分化・刊行された。それは即ち、「心の中に自らの青春の輝きを失わない旺盛な知力、活力への欲求」に他ならない。応えるべきキャッチコピーは「こころ涌き立つ〝知〟の冒険」である。

予測のつかない時代にあって、一人ひとりの足元を照らし出すシリーズでありたいと願う。青春出版社は本年創業五〇周年を迎えた。これはひとえに長年に亘る多くの読者の熱いご支持の賜物である。社員一同深く感謝し、より一層世の中に希望と勇気の明るい光を放つ書籍を出版すべく、鋭意志すものである。

平成一七年　　刊行者　小澤源太郎

著者紹介

朝田隆〈あさだ　たかし〉

認知症の早期発見・早期治療に特化した「メモリークリニックお茶の水」理事長・院長。東京医科歯科大学特任教授。筑波大学名誉教授。医学博士。1955年島根県生まれ。82年東京医科歯科大学医学部卒業。40年近くにわたり、1万人を超える認知症、および、その予備軍である軽度認知障害（MCI＝グレーゾーン）の治療に従事。認知症予防&治療の第一人者として診察にあたる傍ら、テレビや新聞、雑誌などで認知症の理解や予防への啓発活動を続けている。

おもな著書に『専門医がすすめる60代からの頭にいい習慣』（三笠書房）、『認知症予防の権威が明かす100歳までボケずに生き抜く朝田式「脳トレ」』（大和出版）ほか多数。

認知症《にんちしょう》グレーゾーン　　青春新書 INTELLIGENCE

2020年11月15日　第1刷

著者　朝《あさ》田《だ》　隆《たかし》

発行者　小澤源太郎

責任編集　株式会社プライム涌光

電話　編集部　03(3203)2850

発行所　東京都新宿区若松町12番1号 〒162-0056　株式会社青春出版社

電話　営業部　03(3207)1916　振替番号　00190-7-98602

印刷・中央精版印刷　製本・ナショナル製本

ISBN978-4-413-04605-3